自閉症とアスペルガー症候群
対応ハンドブック

仁平　説子　著

東北大学出版会

Correspondent Attitudes to Children with Autism and
Asperger's syndome based on each Essential Characteristic

Setsuko Nihei

Tohoku University Press, Sendai

ISBN978-4-86163-302-7

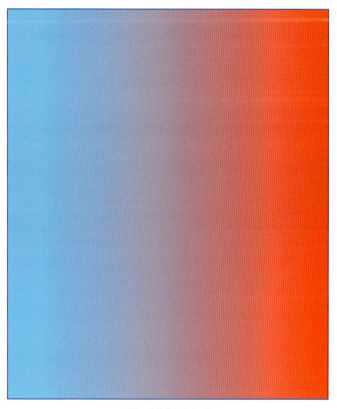

口絵　連続体のイメージ

はじめに

　わたしたちは対人関係の中に生きています。人とかかわらないときにも、心の中につねに対人関係があります。

　対人関係そのものの障害に見舞われたら、いったいどうなるのでしょうか？

　生まれながらにして、そのような障害をもつ子どもたちがいます。その障害とは「広汎性発達障害」[注]と呼ばれるものです。

　０歳から、子どもたちは対人関係の社会にいます。大人は子どもを愛し、世話をし、子どもに呼びかけます。包まれるようにやさしく抱かれ、心地よくゆらされ、あやされる乳飲み子が返す微笑みに、大人は無条件の幸福を感じ、ふたたび、愛に満ちた声を返していきます。そこには「やりとり」という対人関係の純粋のエキスがあります。

　大人がふと不安を感じるときがあります。どうしてこの子は目を合わせないだろうか？　どうして抱っこすると反り返るのだろうか？　どうして乳首に顔を背けるのだろうか？　どうしてよこ抱っこを嫌がりたてに抱かれたがるのだろうか？　あやしても泣き止まないのに、どうして車でドライブすると泣き止むのだろうか？　どうして人見知りをしないのだろうか？　どうして理由もなく泣き続けるだろうか？　どうして呼んでも振り向かないのだろうか？

　このように、「広汎性発達障害」の特質は、対人関係がスター

i

トする乳児期からあらわれます。対人関係があるかぎり、その特質のあらわれは一生涯続いていきます。この深く難しい障害は、それを抱えた子どもだけでなく、まわりでかかわる人たちにも深く重い影響を及ぼしていきます。このことが、ほかの障害と大きく異なるところです。とくに、障害があきらかになる前、まわりでかかわる人たちの苦悩は大きいものです。

よくある例をあげてみましょう。

保育所に入ったばかりの2歳の男の子がいました。お母さんと一緒の2日間のならし保育がおわったとたん、男の子は登所するとすぐ大泣きし、保育所から逃げ出そうとしました。保育士さんがそれを止めると、男の子はからだをそらして大声で泣き叫びました。抱っこしても、あやしても、なだめても落ち着きません。もう打つ手がありません。保育士さんたちは困りはてました。この子は数字好きと聞いていた一人の保育士さんが、とっさに園庭に石ころで「1, 2, 3‥」と数字を書きました。男の子はそれに注目し、またたく間に泣きやみ、飛び跳ねて笑顔になったのです。視線を地面に向けたまま、次の数字を言って、保育士さんに続けて書いてもらいたがりました。すべり台の近くまで数字を書いてやると、男の子はすっかり落ち着き、すべり台で遊びはじめました。はじめての保育所に自分の興味に寄り添ってくれた保育士さんのはたらきかけを通して、男の子は環境を受け入れていったのです。しかし、保育所は新しい活動の連続です。その都度、泣いて抵抗する男の子にどう対応したらよいのか、迷い、悩み、男の

はじめに

子が自閉症を抱えることがあきらかになるまで、保育士さんたちは心身の疲れをためていきました。

　小学校3年生の男児。友だちとけんかするたびに、殴る、蹴るなどの乱暴をし、仲立ちする先生に暴言を吐くことが続きました。先生はその行動をなおそうと教育的指導をしましたが、一向に改善がみられませんでした。ついには、父親のような気持ちになって、その行動がいかに悪いことかを必死に言い聞かせました。そのときはわかったようでも、男児はすぐに同じことを繰り返しました。その都度、先生は言い聞かせましたが、暴行や暴言はそれに反比例するかのようにエスカレートしていきました。先生は深い無力感に襲われました。仕事への自信は消え、うつ的な状態が続きました。先生は退職しかないと思うようになりました。男児がアスペルガー症候群をかかえていることがわかったとき、はじめて、男児に合った対応や指導の道が見え、先生は落ち着きを取り戻していきました。

　4歳近くになる女の子。目がくりくりとして可愛い顔立ち。話すことが達者で、まわりから将来が楽しみといわれていました。でも、生まれてからずっとお母さんは育てにくさを感じていました。夜泣きが激しく、お母さんは睡眠もままならない状態でした。夜泣きが収まった2歳ごろから、今度は、言うことを聞かない、ささいなことで激しく怒る、じっとしていない、でも、遊びのサークルではお母さんにべったりして離れない‥という状態が続きました。よい子育てをしようと努力すればするほど、状態はま

すますひどくなり、追いつめられたお母さんは、いけないこととわかっていても、感情を抑えきれずに、大声で怒鳴り、ときには手をあげるようになりました。虐待をしていると深い自己嫌悪に陥ったお母さんは精神科クリニックに通うことになりました。女の子がアスペルガー症候群を抱えていると知ったのは2年後。それはそれで衝撃的なことであっても、やっとゆったりとした子育てに舵をとることができたのです。

　このように、障害をもつ子どもの生活は、まわりの人たちとの「やりとり」の連続であり、つねに双方に影響を及ぼしているのです。
　わたしたちはこの障害にどう向き合えばよいのでしょうか？　どのようにして障害を知り、理解し、かかわればよいのでしょうか？　障害を抱えた子どもたちはわたしたちをどう感じ、どう思っているのでしょうか？　やむことのない日常生活の中から生まれるこれらの問いに応えるために、この対応ハンドブックをつくりました。

　ハンドブックの構成は以下のようになっています。
　第1章は、障害の特質の整理です。
　　＜広汎性発達障害の代表的な二つのタイプ（自閉症とアスペルガー症候群）のそれぞれの障害特質を、これらの障害の原典であるL.カナーとH.アスペルガーの症例にさかのぼり、整理してみます。症例は障害理解にもっとも有効と考えます。かれらの症例に出てくる子どもたちが今まさに出会っ

はじめに

ている子どもたちと同じ特質をもっていることに驚かれるでしょう。また、それぞれの特質のちがいがくっきりとみえてくるでしょう。>

第2章は、自閉症の子どもへの対応を解説します。
第3章は、アスペルガー症候群の子どもへの対応を解説します。
第4章は、どちらの障害にも共通する対応を解説します。

自閉症の子どもへの対応とアスペルガー症候群の子どもへの対応には、微妙なちがいが求められます。以前、仁平説子・仁平義明（2006）はその対応のちがいを対比しました。それをそれぞれの対応の基本を頭文字でつないだ「アクロニム」であらわし、頭の中で整理しやすくすることで日々の対応に役立てる提案をしました。

表1にある通りです。

表1　自閉症・アスペルガー障害の対応のアクロニム

自閉症の子どもへの対応　＜よ・い・か・た・ち＞
　「よ」（予告で　見通し）
　「い」（言うより　見せて）
　「か」（簡単　明瞭）
　「た」（楽しいこだわり　見守って）
　「ち」（小さなルールの　つみ重ね）

アスペルガー障害の子どもへの対応　＜よ・い・こ・せ・い＞
　「よ」（予告で　安心）
　「い」（言って　見せて）
　「こ」（こだわる趣味は　特技に変える）

「せ」(説教せずに　ルールの説明)
「い」(いつも冷静　いつもおおらか)

自閉症・アスペルガー障害の子どもに共通する対応
<あ・ゆ・み・よ・り>
「あ」(あせらずに　子どものペース)
「ゆ」(ゆっくりのんびり　見守って)
「み」(見つけよう　子どもの生きがい)
「よ」(読みとろう　子どものこころ)
「り」(理解することは　愛すること)

(注) DSM-TR (2000) の邦訳名称は「自閉性障害」と「アスペルガー障害」、ICD-10 (1992) では「小児自閉症」と「アスペルガー症候群」です。このときは、当時一般的に使われていた「自閉症」と「アスペルガー障害」という名称を採用しました。

　このハンドブックも対応の基本をこのようなアクロニムの形であらわし、「うまくいった例」と「うまくいかなかった例」をあげながら、解説していきます。

　この対応ハンドブックは、療育の具体的方法を扱っていません。もう一段階上の「基本姿勢」があらわされています。ただし、「うまくいった対応の例」と「うまくいかなかった対応の例」の中に、ときどき具体的対応のヒントを埋め込んでいます。参考にしてください。

　「うまくいった対応の例」と「うまくいかなかった対応の例」にある大部分の例は、自閉症やアスペルガー症候群の子どもたちと接していて、保育士・幼稚園や小中学校の教師、保護者の方にアドヴァイスして対応をしていただいたときの成功例、失敗例で

はじめに

す。さらに、そうした方たちが独自に考えて試した例を含んでいます。プライバシーが守られるように、いくつかの例を平均化し架空例としています。「うまくいった」「うまくいかない」が例の上では逆になっている場合もあります。

昨今、一人の子どもに受診の数だけ診断名があることも珍しくありません。診断名にこだわらず、子どもの特質をみて、「よいかたち」「よいこせい」の対応を柔軟に用いることをおすすめします。

対応の基本をアクロニムの形にしたのには理由があります。現場では、障害をもつ子どもに接するとき、どう声をかけてやったらよいか、どう対応したらよいかなど、戸惑いや迷いが生じやすいものです。その都度、専門書を頭に浮かべるのは大変なことです。覚えやすく、とっさに頭に浮かぶフレーズがあれば、100%うまく対応できなくとも、対応の基本的な姿勢がとれるのではないかと考えました。実際、保育士さんにこのアクロニムを覚えて保育にあたってもらいました。のちにアンケートをとったところ、概ね「役に立った」という評をいただきました。(仁平, 2005)

刻々と変わる障害のある子どもとのやりとりの中で、「よいかたち」「よいこせい」「あゆみより」を対応の基本軸として活用していただければ幸いです。

第1章に移る前に、本書で取り上げる広汎性発達障害の下位カテゴリーである二つの障害の国際基準（ICD-10）を次頁に示しておきます（表2）。

表2　小児自閉症とアスペルガー症候群の診断基準

<小児自閉症>
A　3歳以前に発達異常または発達障害が存在すること
B　(1)　相互的な社会関係における質的異常
　　(2)　コミュニケーションにおける質的異常
　　(3)　行動や興味および活動性のパターンが限定的・反復的・常同的

<アスペルガー症候群>
A　表出性・受容性言語や認知能力の発達において、明らかな全般的遅延がない。
　　運動の発達は多少遅延することがあり、運動の不器用さはよくある（ただし、診断に必須ではない）。突出した特殊技能が、しばしば異常な没頭に伴ってみられるが、診断に必須ではない。
B　社会的相互関係における質的異常
C　度はずれて限定された興味を示す。もしくは、限定的・反復的・常同的な行動・関心・活動性のパターン。

(注)　本書の初版発行の後、国際診断基準ICDが改正され、ICD-11となりました（WHO, 2018年6月18日）。広汎性発達障害が「自閉スペクトラム症」という名称に変更され、自閉症、アスペルガー症候群の下位分類がなくなりました。しかしながら、心理臨床上はICD-10の分類は対応を考えるにあたって非常に役に立ちます。本書は従来の枠組みを踏襲します。（2020年2月追記）

目　次

はじめに ………………………………………………………… i

第 1 章　自閉症とアスペルガー症候群の特質のちがい …… 1

1　原典にさかのぼる　1
2　症例が「同じ」か「ちがう」かの議論　15
3　原典に似ている子どもたち　20

第 2 章　よいかたち——自閉症の子どもへの対応 ……………… 27

よこくでみとおし（予告で見通し）　29
いうよりみせて（言うより見せて）　35
かんたんめいりょう（簡単明瞭）　41
たのしいこだわりみまもって（楽しいこだわり見守って）　46
ちいさなルールのつみかさね（小さなルールの積み重ね）　52

第 3 章　よいこせい
　　——アスペルガー症候群の子どもへの対応 ………………… 61

よこくであんしん（予告で安心）　62
いってみせて（言って見せて）　70
こだわるしゅみはとくぎにかえる（こだわる趣味は特技にかえる）　78
せっきょうせずにルールのせつめい（説教せずにルールの説明）　85
いつもれいせいいつもおおらか（いつも冷静いつもおおらか）　93

ix

第4章　あゆみより
——すべての子どもたちへの対応 ・・・・・・・・・・・・・・・・・・・・・・・ 101

あせらずにこどものペース（焦らずに子どものペース）　102
ゆっくりのんびりみまもって（ゆっくりのんびり見守って）　112
みつけようこどものいきがい（見つけよう子どもの生きがい）　117
よみとろうこどものこころ（読みとろう子どもの心）　121
りかいすることはあいすること（理解することは愛すること）　127

あとがき ・・・・・・・・・・・・・・・・・・・・・・・・・・・・・・・・ 137

文献 ・・・・・・・・・・・・・・・・・・・・・・・・・・・・・・・・・・ 141

第1章　自閉症とアスペルガー症候群の特質のちがい

1　原典にさかのぼる

その出発点は、1940年代にさかのぼります。

アメリカの精神科医 L. カナー（1943）とオーストリアの小児科医 H. アスペルガー（1944）が「自閉」という同一の用語で、症例を紹介したのがはじまりです。

それぞれの症例の中で一番目に報告した子どもたちをみてみましょう。最も典型的ですので、少し長く紹介します。

はじめに、今日の「自閉症」の礎となった L. カナーの症例です（Kanner,L.1943、十亀ほか訳，2001）。

●第一症例　ドナルド T.

5歳のときに初診。その前に父親がタイプライターで打ち書いた生育歴を送ってきた。それによると、ドナルドは満期で出生。生下時体重、約7ポンド。8ヶ月までは、母乳で育てられたが、足りずに補助食が与えられた。食事は不規則だった。父親の報告書によれば、「食事は問題だった。ふつうの子どものような食欲をもたなかった。他の子どもがキャンディやアイスクリームを食べるのを見ても、無関心で欲しがらなかった」。初歩は13ヶ月だった。

1歳のとき、「たくさんの曲を正確にハモったり歌うことができた」。2歳前に、「顔と名前を驚くほどに記憶し、町中の多くの家が誰の家かを知っていた」。「家族が短い詩を覚えさせ暗誦させたら、さ

らに、詩篇の第23篇と長老会議の問答集の23の問答すらも覚えてしまった」。「韻文やそれにまつわること以外のことで、訊いてきたり、質問に答えることはしなかった。その上、しばしば一語だけでしか質問しようとはしなかった」。発音は明瞭だった。写真に興味をもつようになり、またたくまに「『コンプトン百科事典』の膨大な写真を覚えた」。彼は歴代大統領の写真を覚え、「自分の先祖や家の両隣に住む親戚たちの写真のほとんどを覚えてしまった」。彼はあっというまにアルファベットを全部覚え、前からも後からも唱え、数も100まで数えた。

　幼少早期のころは、彼は**一人でいるのが一番幸せである**ようだった。泣いて母親の後を追うこともなければ、父親の帰宅に気付くこともないようにみえた。親類の来訪にも無関心だった。父親はドナルドが扮装したサンタクロースにまったく関心を払わないことを特記した。

〜中略〜

　2歳になると、ブロックを回すことに熱中し、鍋やその他の円いものを回した。

〜中略〜

　中断されると、かんしゃくを起こし、その間は、すさまじいほど破壊的になり手に負えなかった。彼は押し置きにお尻をぺんぺんされたり、ムチでぶたれることを怖がったが、自分が受けた罰を自分のやったことと結びつけられなかった。

　1937年8月、ドナルドは、彼には「環境の変化」が必要とのことでサナトリウムへ入れられた。そこにいる間、彼は「**他の子どもと遊ぼうとせず**、同年齢の子どもがふつうにもつ興味を嫌がった」。体重は増えたが、頭を左右に振る癖が強まった。彼はずっと物を回し続けたり、それを見ながら恍惚の表情で飛び跳ねていた。

〜中略〜

　彼の動作の多くは、やりはじめとまったく同じやり方の繰り返しだった。たとえば、積木を回すときも、必ず同じ面を上にして回した。ボタンをかけるときは、父親がはじめに教えた通りの順番でかけた。

第1章　自閉症とアスペルガー症候群の特質のちがい

　また一日中決まりきった言い方をした。昼寝から覚めてベットから降りたいとき、「ブー（母親を呼ぶときの彼独自の言い方）、『ドン、降りたいの？』と言って」と言った。
　母親が従おうとすると、ドンは「今度は『いいわよ』と言って」という具合。〜〜母親はそうせざるをえなかった。そうしないと、彼は金切り声を上げ、泣き叫び、そっくりかえるのだった。〜〜「ダリヤ、ダリヤ、ダリヤ」「右はオン、左はオフ」などのような意味のない発語は日常的にみられた。〜〜彼に語りかける人の言い方を抑揚まで似せて使った。母親に靴を脱がせてもらいたいときには「靴を脱いでね」、お風呂に入りたいときは「お風呂に入りたいの？」。
　彼にとって言葉は文字通りの、固定した意味をもつものだった。彼は言葉を一般化できず、他の対象や状況に合わせて言葉の表現を変化させることができないようにみえた。

〜中略〜

　「はい」という言葉は長い間父親に肩車して欲しいことを意味した。もともとのきっかけがあった。父親が彼に「はい」と「いいえ」を教えているとき、一度彼に訊いたことがあった。「肩車してほしいか？」。
　ドンは父親の質問をそのままオーム返しのように繰り返すことして欲しい意思を表した。父親は言った「もししてほしいなら『はい』、ほしくないなら『いいえ』と言いなさい」。
　ドンは訊かれて「はい」と言った。しかし、その後「はい」は彼が肩車してほしいことを意味するようになった。彼は**周囲の人に関心を払うことはなかった**。部屋に入ると人を無視してすぐに物、回せる物の方へ向かった。〜〜彼は介入してくる人を怒りつけることはなかった。彼は怒ると**邪魔なその手を払いのけ**、彼の陣地に入り込む**その足を払いのけた**。あるときは、その足を「傘」であるかのように扱った。邪魔ものが取り払われると、彼は何事もなかったかのようだった。彼は他の子どもの存在に関心を払わなかったが、お気に入りの遊びをしているとき、**他の子どもに入ってこられると、すっとその場から離れた**。他の子どもにおもちゃを取られても、さ

れるがままだった。彼は他の子どもが色塗りしている絵になぐりがきし、彼らに怒られると、引いてしまうか、耳を塞ぐのだった。母親は唯一かかわりをもてる人であったが、それでも彼と遊びを維持させるのに一日をつぶしたものだ。

〜〜彼はまたたくまに文をすらすら読み、ピアノで簡単な曲を弾くようになった。彼は注意が向いているときは、「はい」か「いいえ」で答えが求められる質問に応えるようになった。彼は時によっては自分のことを「ぼく」、ほかの人を「あなた」と言い始めるようになったが、主客転倒の言い方は続いた。

5歳8ヶ月の診察では、彼の注意力や集中力は改善がみられた。**まわりとのかかわりはよくなり、人や状況にすぐに応じられる**ことも**みられた。人に反対されるとがっかりし、約束されたものを要求し、ほめられると喜びを表した**。基本的生活習慣や物の正しい使い方を繰り返しの中で獲得することが可能になった。しかし、依然として、彼は空に指文字を書き続けたり、唐突に「セミコロン」「首都」「12、12」「殺される、殺される」と言いだしたりした。

次にあるのはドナルドの母親から送られてきた手紙の抜粋である。

〜中略〜

1939年11月（6歳2ヶ月）、わたくしはこの日の朝学校の教室を訪ねました。そして、彼がみなと協調し、よく答えているのに驚きました。彼は非常に物静かで穏やかであり、授業の半分の時間は先生の話に耳を傾けていました。彼は叫び声を上げることや走り回ることはなく、**ほかの子どもと同じように着席**しています。先生が板書を始めました。それにすぐに彼は注目しました。先生は次のように書きました。

　ベテイは金魚にえさをやっていいですよ。
　ドンは金魚にえさをやっていいですよ。
　ジュエリーは金魚にえさをやっていいですよ。

自分の番になると、彼は歩み寄って名前のところに丸をつけました。それから、金魚にえさをやりました。次に、一週分の内容がある教科書が渡されました。彼は先生が指示したページを開き、当て

られると読み上げました。彼はまた、そこに描かれている絵の一つについての質問に答えました。嬉しくなって、何回か跳びはね、一度は答えているとき頭を振りました。

1940年3月。わたくしが気付いたもっとも大きな変化は彼が自分に関する事柄を認識するようになったことです。彼は前よりも多くのことを話し、よい質問をするようになりました。学校の出来事を自分から話すことは多くはありませんが、わたくしが誘導質問をすると、彼は**出来事を正確に話します**。彼は子どもたちのゲームに参加します。ある日、彼は自分が経験したゲームに家族を誘い入れ、やり方を正確に教えてくれました。彼は以前より一人で食事をとりますし、自分でできることが増えています。

1941年3月。彼はかなりよく成長しています。しかし、基本的な障害の特徴はいまだにあきらかです。

次に、ウィーン大学医学部小児科クリニックで治療教育に専念したH. アスペルガーがあらわした「子供の『自閉的精神病質』」から、「社会適応に極めて重大な困難を示す」症例を紹介します（Asperger,H. 1944, U.Frith 編著, 冨田訳, 1996）。

●第一症例　フリッツ・V

ウィーン大学病院小児科クリニックの観察を受けに訪れてきたのは、1939年（約6歳）の秋でした。彼は入学したその日のうちに「教育不能」と見なされ、学校から紹介されてきました。

フリッツは、両親の初めての子供でした。出産は正常でした。運動の発達指標は、やや遅れ気味でした。対照的に、話すのは非常に早く覚え、言葉を初めて口にしたのは10ヶ月で、歩けるよりかなり

以前でした。たちまち「まるで大人のように」話しました。

　小さいときから、フリッツは言われたことを決してしませんでした。**自分のしたいようにするか、言われた逆をするかのどちらかでした。**いつも落ち着きなく動き回り、手が届く範囲のものは何でもつかみ取りました。

　ほかの**子供と仲よくすることは決してなく、関心を持つことさえありませんでした。子供は、彼を「かっとさせる」だけでした。**すぐに攻撃的となり、手近なものを何でも握り締め、**他人への危険にかまわず襲いかかりました。**このためわずか数日で幼稚園から追い出されました。まったく抑制の効かない行動のために、学校生活は初日から失敗に終わりました。

　彼は誰にも心から好意を寄せたことはなく、しかし、**ときにはいきなり人に優しくなる**ことがありました。そのときは、まったく訳もなく色々な人に抱きつきました。心からの愛情表現とはとても思えず、むしろ突発的な発作のようでした。

　彼には遠慮がなく、**見知らぬ人に対しても、ものおじせずに話しかけました。**

　視線交換をしようとはしません。「迂遠な」目つきであたりをすばやく見まわし、人でも物でも、視るのはほんの一瞬でした。

　通常の話し言葉の抑揚、その自然な流れは欠けていました。多くの場合、話をするのは非常にゆっくりで、特定の語を異常に長く引き伸ばしました。また大げさな抑揚をつけるために、歌うような調子になることもよくありました。

　質問が彼の耳に入るには、それを何度も繰り返さねばなりませんでした。

　人や物、それに状況への適切な反応に大きく欠けていた反面、内部から湧き出る衝動には彼はまったく身をまかせていました。突如として、リズミカルに物を叩く、やかましくテーブルをはたく、壁を撃つ、人をぶつ、部屋中をジャンプするなどのことをはじめました。これらの衝動はいきなり何もないところから生じましたが、それが誘発される場合もあり、何かの要求がなされ、それが彼のカプ

セルに包まれたパーソナリティへの不快な侵入として働いたときです。ほかにも、ただ単に周囲が不安定なだけで同調行動に駆り立てられると見られる場合があります。

受け入れ難い性癖がありました。食べられそうにないもの、例えば、鉛筆の木部と芯を丸ごととか、相当量の紙を「食べる」のでした。テーブルを舐めまわして、唾をもて遊ぶ習癖もありました。

とつぜん目を輝かせて飛び出し、どうにもならない素速さで何か悪戯をしでかしているのです。テーブルのものをすべて払い除けたり、ほかの子供を殴りつけたりします。**いつも自分より小さく弱い子供を相手に選びますから、その子たちからとても怖がられています**。

行為障害がとくに目立ったのは彼に要求を与えたとき、例えば、彼に何かさせようとしたり、教えようとしたときでした。彼は運動的にひどく不器用だったために、体育が苦手でした。

テストの実施は困難を極めました。彼はたえず跳びはねたり、検査者を平手うちにしたりしました。椅子から床に何度もずり落ちて、しっかり座り直されるのを楽しんでいました。多かったのは、質問に答えず、「何でもない、誰でもない」と言いながらにやにや笑うことでした。彼は状況を非常によく理解し、**人を正確に見定めていることを図らずも現す発言をして**私たちをよく驚かせました。彼は非常に早くから、数と計算への興味を示していました。ある人が、興味をもって能力の限界を試そうと、「120 の 3 分の 2 は？」と聞くと、すぐに「80」と正答を出しました。同じく誰もが驚いたのは、彼がマイナスの概念を把握していたことで、これは明らかに自分だけで獲得したものでした。それは、3 ひく 5 は「ゼロより下の 2」という彼の言葉から判りました。

この少年の人との関係については、一見すると、それはあたかも存在しないか、あっても否定的意味で、つまり、悪戯や攻撃でしかないように思えました。しかし、それは完全に正しくはありませんでした。少年は**直観的に、しかも間違いなく、どの人が自分に本当に好意をもつ人か判ることを示したり、それに報いる**ことさえありました。

> フリッツは、非常に逸脱的なパーソナリティを示していますが、そのパーソナリティは一定に保たれ、それは父母そして家系から継承したものと基本的には考えられます。実際のところ、彼のパーソナリティは着実な発達を示し、全体としてみれば、環境への適応は向上しています。

　この二つの症例にある子どもの人へのかかわり方のちがいはあきらかです。また、二つの症例がもつその他の特徴や全体像の印象にもちがいが感じられるでしょう。
　さらに、小児自閉症の診断基準（ICD-10）の項目を借りて、それ以外の症例を取り上げて、対比してみます。

① 「相互的な社会関係における質的異常の領域」に関する記述

L. カナーの症例（10例）	H. アスペルガーの症例（3例）
＜フレデリック W.＞**ひとりで満足**。ほとんど他人を無視。人がそこにいなかのようにふるまった。母が触れたり抱こうとしてもいやがるが、自分の好きなときにやってきて母に触れる。**まるで切り離された物体であるかのように人の手をおもちゃにした**。すみっこに隠れているか皆の中に入って攻撃的になる。 ＜リチャード M.＞**ひとり遊びで満足**。抱かれるとき、抱かれやすい姿勢をとったことがない。いかなる人にも興味をもたず、	＜ハーロー・L＞早くから**頑固さや不服従**が目立った。先生は彼を「やる気さえあればできる」とみていた。ことごとく**協調を拒んで**、場合によっては「馬鹿らしくやっていられないよ」。自分で期待されていたことはせずに、自分のしたい通りのことを結果を考えずに行った。ささいなことで分別のない怒りを爆発させ、ほかの子どもにやみくもに殴るなどの攻撃をしかけた。**からかいに対して極度に敏感。ミニチュアの大人**。特有の捉え

小さい箱に興味をもってボールのように投げた。

＜ポールG.＞人の顔を決してみなかった。彼らのからだの一部分をまるで物であるかのようにみなした。子どもたちといるときには、彼らを無視し、おもちゃの方へ向った。

＜バーバラK.＞競争心もなければ、先生を喜ばそうとする気持ちもない。いつもは受動的だが、ときに受身の頑固さを示す。**感情的接触のしるしはみられなかった。**

＜バージニアS.＞**自己満足しており、他人に依存しない。**他人が彼女の領域を侵すとき、彼女は知らぬ顔をしてそれに耐え、人に好意を示すことも関心をもつ様子もない。

＜ハーバードB.＞**そこにいる人に注意を払わなかった。**

＜アルフレッドL.＞**一人遊びが好きで、別の子がやってくると玩具から離れる。年下の子どもたちをあやつり人形のように利用して遊ぶようになった。**

＜チャールスN.＞彼の**孤独と近寄りがたさ。自分一人の世界に生きている。**決して人の方を見なかった。

がたい視線はいつも遠方を向いていた。

＜エルンスト・K＞母親は、ときとして彼はひどいきかん坊になり、**言われたことをしようとしなかった**と語った。**ほかの子供を誰彼の別なく、殴るか悪口を浴びせた。**学校に入ると、トラブルメーカーの役割。例えば、ほかの子供をつねる、くすぐる、ペンで突くなど。空想的な話をするのが大好き。それにはいつも**自分がヒーローとして登場。**彼は誰とでも論議をし、**相手を批難する強い傾向**があった。視線の動きは極めて特徴的で、ぼんやりして焦点は定まらなかった。彼のあらゆる行為は、いじめを誘発する形。彼はほかの子供をつねったり、ひそかに押したり、遊びをぶち壊したりした。子供や教師がそれに慌てふためくと、彼をよけいに悪戯した。

＜ヘルムート・L（器質的障害由来のケース）＞彼は、自分が周囲の世界にじつは適合していないという事実に、明らかに少しも気付いていなかった。ほかの子供たちの前でわざわざおかしな振る舞いをし、いじめっ子たちには手も足も出ず、むやみに怒り

| <ジョンF.>一度関係が成立するとまったく同じ方法で続けなければならなかった。 | 狂ってよけいに嘲笑を浴びせられた。彼はいつも**「別世界」にいる**よう。その一方で**一緒に住む家族やほかの子供たちへの多くの悪意ある行為**。ものを隠したり壊したりを、とくに小さい頃はよくした。 |
| <エレーヌC.>子どもたちの名前や彼らに関する細かいことをたくさん覚えたが、彼らと**まったくかかわりをもとうとしなかった**。 | |

② 「コミュニケーションにおける質的異常の領域」に関する記述

L, カナーの症例（10例）	H. アスペルガーの症例（3例）
<フレデリックW.>突如驚くような単語をいったが、**一度だけで二度とくりかえさなかった**。彼の言った最初の単語の一つは「作業ズボン」だった。彼は贈り物をもらうと「ありがとうといいなさい」といったものだ。質問あるいは命令に答えることがあるとすれば、**おうむ返し**でくりかえすだけだった。 <リチャードM.>3歳3ヶ月、**応答がないので聾の疑いで入院**。彼は自分の希望を伝えないが、母親が推量して与えるまで激怒する。 <ポールG.>5歳時、来院。**名前を呼んでもどう話しかけてもめったに反応しない**。「彼は電話がほしい」とくりかえし歌いな	<ハーロー・L>**驚くほど気の利いた意見**を述べた。「馬鹿らしくてやっていられないよ」と**悪い言葉遣い**。事実をいつもあけすけに言う。常習的「嘘つき」。自分のしたことを隠すために嘘をつくのではなく、**長い空想的な話をしていくと、よけいつじつまの合わない作り話になっていく**。とても低く腹の底から湧き出るような声。**話し方はゆっくりで、抑揚があまりない平板な口調**。質問に応じるのではなく、自分の関心の向くままに、ひたすら話し続ける。普通でないくらいまでの内省により、自分自身の経験や感情について語ることができた。**質問に興味がもてないときには、まったく我関せ**

がら、おもちゃの電話を取り出した。状況と直接関係のないこともいった。例、「自転車から落ちて頭をぶつけますよ」。これらのことばはいずれも**意志伝達の用をなすものではなかった**。彼の発音は明瞭であり、語彙は多く、文構造は１人称代名詞を決していわない。**自分自身に関するすべての話は２人称でなされたが、それは文字通り以前いわれたことばのくりかえしであった。**

＜バーバラ K.＞つづったり読んだりする能力は高く、上手に書ける。言語表現はいまだに困難。**同じ句が同じ抑揚で繰り返しもちいられた。**

＜バージニア S.＞聾ではないらしいが、しゃべらない。

＜ハーバート B.＞呼ばれても話しかけられても応じなかった。

＜アルフレッド L.＞言語には興味がないようだった。単語や一つのことを何度も**何度もくりかえすくせがあった**。しばしばことばの意味をとりちがえる。

＜チャールス N.＞語彙は代名詞を除いて豊富である。彼から会話をはじめることはなく、会話は限られており、物に関する限りは拡がりをもつ。「これは何？」ずのことも多くあった。質問が聞こえていると思えないことがあった。何度も脇道にそれて元につれ戻さねばならなかった。しかし、いったん**注意を捉えると**、目を見張る好反応を示すことがあった。強く興味を引きつけられて、**話をいつまでも止めない恐れがあった。**

＜エルンスト・K＞**発語はいくぶん遅れ**た（初語は１歳半）。言葉の心配は続いていました（**口ごもり**）。しかし今では（７歳半）言葉は抜群にすぐれ、話すのは「**まるで大人のよう**」でした。然るべきときに相手の話を聞いたり答えたりせずに、教師とたえず言い争いました。偉そうで少し鼻にかかった引き伸ばした声は、没落貴族のカリカチュアを思わせました。**休みなく喋り続け、受けている質問には構いませんでした。**自分の注意を捉えたものは、それが状況に適していようといまいと、何でも同時に他人にも言わずにはいられませんでした。彼は**たえず質問する特性**がある。

＜ヘルムート・L（器質的障害由来のケース）＞発達は遅れ、独歩と初語とは２歳近くになって

L. カナーの症例 (10例)	H. アスペルガーの症例 (3例)
といい、「それは針」と自答する。ブロックが片づけられると「あなたにあげる！」（「私にちょうだい」の意味）と叫んだ。 <ジョン F.>大きい、かわいらしいなどといえるが、比較することはできなかった。 <エレーヌ C.>5歳で話しはじめた。そのときの状況と関係ないかあるいは独特の比喩による「機械的な句」か、簡単だが完全な文ではじまった。質問に応じるが、おうむ返し。話し方は、表情や身振りをけっして伴わず、人の顔を見ず、音声は抑揚ない。質問をそのままくりかえすことによって肯定し、また従わないことによって否定した。	から。その後は比較的急速に話し方を覚え、幼児期にも話すのは**「まるで大人のよう」**でした。話すのを聞くと、その賢そうな響きに驚かされた。変わった言葉遣いが多く、あるときは詩的に、あるときは変わった組合せの言葉を用いた。 (注) ICD-10 の基準では、「コミュニケーションにおける質的異常」の診断項目はアスペルガー症候群にはありません。しかし、症例の中ではコミュニケーションにも特徴的な様相がみられています。

③「行動や興味および活動性のパターンが限定的・反復的・常同的である領域」に関する記述

L. カナーの症例 (10例)	H. アスペルガーの症例（3例）
<フレデリック W.>**同じことに固執**。一つの本棚に3冊の本を一定の順序で並べておいた。これを変えるとすぐもとどおりに並べなおした。2歳半頃彼は、およそ20〜30の**歌を覚えて**歌った。	<ハロー・L>**本に没頭して**コーナーに座り込んで過ごし、周囲の騒音や動きには無関心でした。 <エルンスト・K>**「極めて几帳面」**で、あるものは常に同じところに、あることは常に同じよう

第1章　自閉症とアスペルガー症候群の特質のちがい

＜リチャード M.＞**明かりの点滅**。
＜ポール G.＞3歳のとき、彼は**少なくとも37の歌と雑多な童謡のことばを覚えた**。夢中になってぐるぐるまわりながら何かをつぶやいていた。小さな毛布をふりながら歓声をあげる、そういうことを長い間続けていて、妨害されると大変怒った。**まるで写真にとったかのようにそっくりそのまま毎日再現**。
＜バーバラ K.＞煙突とか振子のような**付属物に夢中**になる。**便所に強迫的関心**を示す。
＜バージニア S.＞ピクチャーパズルの組合せに熱中する。
＜ハーバード B.＞ブラインドの**上げ下げ**、ボール紙の箱を小さく引き裂く、**ドアの開閉**。はめ絵が得意。
＜アルフレッド L.＞単語や一つのことを**何度も繰り返す**。いろんな物を口の中に入れた。太陽が沈む頃落ち着かなくなります。毎晩月が出るとはかぎらないからです。汽車を連結したり、離したり。客車の窓を**数えた**。
＜チャールス N.＞1歳半のとき、**18の交響曲を区別**できた。おもちゃやビンやつぼのフタを回しはじめた。円柱を**回す**ほど非常

に起こらねば気が済まず、さもないと大騒ぎになりました。ある種のことに彼はひどく乱雑で、整理したやり方に慣れなかったのに対して、ほかでは**些細な点に強迫的なまでにこだわり**ました。彼の行為には、すべてのことに細かな説明が伴いました。現実には、必ず何かを忘れたり取り違えたりしました。理論は唱えられても、実際面での弱さはどうにもなりませんでした。些細なことへの強迫的なこだわりによっても、自分自身を苦しめていました。例えば、彼はクリスマス・プレゼントにセーターを欲しがっていましたが、この願いは適えられず、そこで彼はとくに素敵なシャツをほかのおもちゃと一緒にもらいましたが、この「不正確さ」に対して、彼は嘆き悲しむのでした。
＜ヘルムート・L（器質的障害由来のケース）＞ごく幼いときから瑣末にこだわり、例えば、何かが**ほんの少しでも普段と違う位置にあったときには大騒ぎ**を演じたと言われました。**すべてに独特の儀式的決まり**がありました。自分の衣服への関心がとても強く、そのけし粒ほどの**汚**

に手が器用で、それをみつめて興奮し、こうこつとしてとんだりはねたりした。鏡で光を反射させ、**その光を捕えることに興味。ふん便に対する強迫症状**がすすみ、それをどこにでも隠した。

＜ジョンF.＞**毎日の日課は厳格に守られねばならず**、その様式を少しでもかえると、パニックの爆発をよびおこした。**抜群の機械的な記憶力**をもち、多くの祈祷文、子守唄、外国語の歌を暗誦。二つの人形の一つに帽子がないのをみて非常に興奮し、その帽子をさがして部屋を歩きまわったが、帽子を他の部屋からもってくると、即刻人形など気にとめなくなった。

＜エレーヌC.＞動物の絵、特に版画をみるときは何時間もながめていることができた。**同じ日課をくりかえすことに固執**し、その妨害は、かんしゃくを起こす多くの原因のうち最大のものであった。**行動は単純で反復的**。ある種の白昼夢にふけりながら何時間も費やした。

れにも耐えられず、手を頻繁に洗ったり、自分の体やその機能に目を近づけて見入ったりしていました。

(注) その他、H. アスペルガーは以下の特徴をあげています。

● 早くからの性的活動の兆候がある。
● サディズム的特性。
● こわがり。
● 卑猥なことばを使う傾向。
● 味覚、触覚の好き嫌い。音に対する過敏性。
● 物の収集。
● 激しいホームシック現象。
● 非凡な才能：必要なあらゆる知識は大人にしつこく質問して手にいれ、その後は自分で考えました。例、数学的才能。

　L. カナーとH. アスペルガーの症例は同じカテゴリーの中にあるとみることができるのでしょうか、あるいは、別々のカテゴリーと見做されるべきものでしょうか。

2 症例が「同じ」か「ちがう」かの議論

　今日にいたるまで、L.カナーとH.アスペルガーの症例の異同について多くの議論がなされてきました。
　U.フリス（Frith,U.1991, U.Frith編著, 冨田訳, 1996）は、「両者（アスペルガーとカナー）はともに自閉症の最大特徴として、人との相互作用の乏しさとコミュニケーションの欠陥を認め、そして、固定的な常同行動、人と掛け離れた特殊な関心、飛び抜けた技能、変化への抵抗などをとくに強調し、小児分裂病とは明らかに区別されることを主張」、「自閉症の主要な特徴のすべてについて、カナーとアスペルガーは一致」していると論じています。その一方で、「言葉を話さない、またはオウム返しや語句の奇妙な自己流用法を行う、おもちゃを一列に並べる、他人を気に留めない、役に立たない事実を記憶している─こうした子供たちは、レオ・カナーの記憶を甦らせる」、そして、「人との関わりは下手だが人に関心がある、話すのは得意だが妙にぎこちない、手際が悪く実行力がない、変わった分野の専門家である─こうした子供と大人は、ハンス・アスペルガーの名前をいつまでも想起させる」と原典に基づいた見事なちがいを表現しています。一致点としたのは上位概念である「広汎性発達障害」の定義を想起させます。ただ、U.フリスは「自閉症とアスペルガー症候群とは、互いに相容れない別個の診断カテゴリーと見るべきか、それとも、アスペルガー症候群は自閉症に含まれる一つの下位カテゴリーと見るべきなのか？いまある科学的データからは決定的な答えはまだ得られていません」と慎重な姿勢を見せています。

L. ウィング（Wing,L., U.Frith 編著，富田訳，1996）も、両者には「多くの著しい類似点がある」と論じます。彼女はその根拠として、「男児が女児を数では大きく上回る」「社会的孤立、自己中心性、他人の感情や考えへの関心の欠如」「人とのやりとりに言葉を用いることの欠如、年少期にとくに目立つ代名詞の逆転、回りくどい、些細なことにこだわる話し方、言葉を発明したり自己流に用いる傾向、質問を繰り返す」「コミュニケーションの非言語的側面の欠陥」「柔軟性のある想像遊びの欠如」「反復的な活動パターン」「感覚刺激への奇妙な反応」「不器用。しかし、両者とも突出的技能を発揮するときの器用さ」「明白な拒絶性、人への攻撃性、物への破壊衝動、全体的に落ち着きに欠くなどの行動上の問題」「とくに数に関する技能や優れた機械的記憶力など、他の分野での学習上の問題とのコントラストをなす突出的能力」をあげています。その一方で、彼女は「アスペルガーが記した子供たちは（中略）多くの語彙と相応の文法能力をもつのが特徴的で、（中略）それでも話は脈絡を欠くことが多く、話題はしばしば空想的でした」「彼らは社会から隔たっていても、他人の存在を意識しないわけではなく、しかし、人への接し方は適切を欠くきらいがあり、悪意がある結果を招くこともありました」「『思考の独創性』や『かなり抽象的な、ほとんど実用にならないテーマ』に関心が向く」と H. アスペルガーの症例の根本的な特徴をあげているのです。L. ウィングは両者の類似点を強調しつつ、H. アスペルガーの症例の独自の傾向を看過できなかったのではないでしょうか。

　二つの症候群を本質的にちがうと考える立場もあります。

ファン クレイフルン（Van Krevelen, D.Arn., 1971）は、そのちがいを表3にあるような枠組みで示しました。

表3　ファン クレイフルンによる小児自閉症と自閉性精神病質の主要なちがい

	小児自閉症		自閉性精神病質
1	顕在化する年齢：生後1ヶ月	1	顕在化する年齢：生後3歳以後
2	発語より歩行開始が早い；発語は遅れるか、発語がない。	2	歩行が遅い、発語は早い。
3	言語はコミュニケーションの機能をもたない。	3	言語はコミュニケーションを目的とするが、一方向的。
4	アイコンタクト：他者は存在しない。	4	アイコンタクト：他者はかわされる。
5	自分自身の世界に生きている。	5	自分自身のやり方で社会の中に生きる。
6	社会的な予後はあまりよくない。	6	社会的な予後はむしろ良い。
7	精神疾患の過程。	7	パーソナリティ特性。

（注）ファン クレイフルンは小児自閉症をカナー症候群、自閉性精神病質をアスペルガー症候群とも表記しています。

日本でも、自閉症とアスペルガー症候群のちがいについての議論があります（石川 元，2006）。相違するととらえる立場よりも、とくに区別する必要がないとする立場が優勢であるようです。そのため、高機能自閉症（知的障害がないタイプの自閉症）とアスペルガー症候群、この二つの診断名にまつわる混乱がしばしばみられます。幼少期に自閉症と診断されたが、学校に入ると知的水準があがったので、アスペルガー症候群という診断に変わった子ども、高機能自閉症とアスペルガー症候群の二つの診断名も持っている子ども、学齢期以降にはじめて診断を受け知的問題がない

ためアスペルガー症候群と診断された高機能自閉症の子どもなど。今日、アメリカ精神医学会の診断基準である「自閉症スペクトラム障害」(DSM-5, 2013) というあらたな用語が一般に広まり、定着しはじめています。その基準には自閉症やアスペルガー症候群という下位分類がありません。この状況はいっそう診断名をめぐる混乱を生み出すことでしょう。

「自閉症スペクトラム障害」の中にある「スペクトラム (spectrum)」とは、物理学の用語で太陽光を含む電磁波の強度を波長や振動数などに従って順に並べたものという意味です。太陽光であれば分光器によって波長によって分解したものがスペクトラムになります。スペクトラムには、物理学の概念のほかに、多様な観念の「広範な連続体」という意味があります。この二つの意味から、次のようなたとえが可能になるでしょう。分解された太陽光の連続体はそこに距離があれば「赤」と「青」のように質的に異なる色になります。連続体であることは、当然共通基盤(太陽光であること)があるわけですが、距離が遠くなれば、質のちがいが生まれます。そこに観念をあてはめると、共通基盤が広汎性発達障害であり、たとえば、「青」が自閉症、「赤」がアスペルガー症候群とたとえることができるかもしれません。イメージ図で表現してみます(口絵・図1)

驚くことに、H. アスペルガー (1944) も、この「スペクトラム」の考えを示唆する発言をしています。「自閉症(H. アスペルガーの自閉性精神病質のこと)はさまざまなレベルに現れます」「極めて独創的な天才から」「自分だけの世界に生きて何を成すわ

第1章　自閉症とアスペルガー症候群の特質のちがい

けでもない奇人たち」そして「接触の障害がもっとも重い精神遅滞の人」へと。とくに、H. アスペルガーが精神遅滞と称している人たちは、「カレンダー人間」「市電の全路線のターミナル駅をすべて知っている子どもたち」で機械的記憶にすぐれるといいます。それは、まさに、カナータイプの自閉症の子どもを想起させます。つまり、H. アスペルガーが語る「一連（die Reihe）の隊列に沿った切れ目のない変化」とは「連続体」なのです。しかし、H. アスペルガーがあげた症例にはカナータイプの子どもは含まれませんでした。H. アスペルガーは連続体の一つの端にある子どものタイプに注目したのかもしれません。

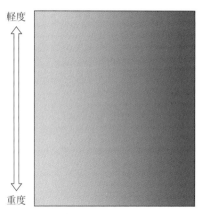

* 色が混じり合う中間のエリアは、どちらの障害にも特定されない（特定不能の広汎性発達障害の）子どもということになります。
* 特質が重度であれば典型例になり、軽度であれば、性格との境界にある子どもということになります。
* 重度・軽度は知的水準ではありません。

図1　連続体のイメージ

原典をみると、二つの症例の状態像はちがい、また、多くの子どもと接した臨床経験、さらに、心理的機能などを比較した研究（Klin,A. ほか，1995，Ghaziuddin,M. ほか，1995，Rinehart,N.J ほか，2001，Nihei,S & Nihei,Y. 2008，2014，他）の結果からも、両者のちがいはあきらかにあります。ちがう障害であれば、対応にちがいが求められます。筆者はその立場で子どもを理解します。

　今後、二つの障害についての、心理的機能（感覚、知覚、注意、認知、感情、記憶、自我機能など）の研究が進めば、ちがいがよりあきらかになり、それが、子どもを養育し、保育し、教育し、交流するにあたって、より適切な対応や指導につながっていくでしょう。

3　原典に似ている子どもたち

　保育現場、教育現場には、まさに、L. カナーの症例と同質の子ども、H. アスペルガーの症例と同質の子どもがいます。一見すると、困った行動、集団に添わない行動という点では同じですが、その行動の様式にちがいがみられます。それぞれの典型的な、また、よく出会う子ども像を描いてみます。（＊特定の事例ではありません。）

● L. カナーの症例に似ている子ども

男児　小学校 3 年生

　出生は正常。乳児期は大人しく育てやすかった。空腹を訴えて泣くことがなかったので母親が時間で授乳した。人見知りはなかった。

第1章　自閉症とアスペルガー症候群の特質のちがい

歩行開始は1歳と標準だった。ことばの発達が遅れた。幼児期から**一人遊び**が多く、大人に遊びを求めることが少なかった。父親がやってやるからだを振り回す遊びだけに要求を出したが、いつも父親が抱きかかえてやる体勢に合わせて背中を父親に向ける形で要求を示した。いつもにこやかな表情。泣く、笑うはあったが、かかわりに合わせて表情がこまやかに動くことはなかった。視線を交し合うこともなかった。**ふつうのおもちゃには興味がなく**、換気扇や扇風機など**回転するものに関心**を示し、長い時間、それらが回るのをじっと見ていた。外に出ても、床屋のサインポールを飽きずに見ていた。ときどき、興奮して手をばたばたと動かした。ことばは、2歳すぎに出た。物の名前の中では、数字、色、形の名前を驚くほどよく覚えた。「〜する？」という問いかけに、**うなずくことはなく**、したいときは、問いかけ**そのままのイントネーションでオウム返し**、したくないときは無反応だった。気に入りのCDを聞くときは、必ず**聞く順番が決まっていて、そうならないときはパニック**を起こした。母親が順番通りにしてあげると何もなかったかのように落ち着いた。ミニカーは一列に並べ、少しでもずれるとパニックを起こした。歌はすぐに覚えた。テレビのコマーシャルや絵本のセリフもすぐ覚え、場面に関係なく言った。3歳すぎに日常的なことばが増えた。簡単なことばのやりとりができるようになったが、返答は単語で言い切ることが多かった。冷蔵庫やエアコンなどの家電を母親に描いてもらいたがった。「冷蔵庫」とことばで要求したが、母親がすぐに応じないと**母親の指をクレーン車がものを持ち上げ運ぶがごとくのやり方**で、紙とクレヨンのところにもっていった。

　幼稚園に入ったが、はじめの頃は落ち着きがなくまわりをうろうろしていた。だんだん着席するようになり、活動にも少しずつ入るようになった。1年目の運動会や遊戯会には参加が難しく、参観にきた母親に抱かれたままであった。**大きな音楽が鳴ると耳を塞いだ**。ふだんの園生活には慣れて活動に参加することも増えていった。自由時間には、給食室のところで換気扇をじっと見ていた。友だちとかかわることはなく、一人でパズルをし、絵を描いていた。園庭で

は、ブランコで長い時間揺れていた。たまたま走っているところに友だちが追いかけてくると、それは楽しくて、満面の笑みを浮かべながら走り回った。友だちが追わなくなると、そのまま園庭の隅に行き、フェンスを触りながら歩いた。年中組の頃から、だんだん友だちへ関心が出てきた。友だちに誘われてブロック遊びをするようになったが、自分の好きなブロックを友だちが取ると、持っていたブロックで自分の頭を叩くか、奇声を発するかだった。**ふたたび一人遊び**になったが、もくもくと満足気にブロックを組立てていた。担任の先生を気に入り、落ち着かないときは先生の背中にのりかかっていた。いつも見ているテレビ番組や家電のことを先生に**繰り返し**話した。先生が「よく知っているね」とほめると嬉しそうな表情になった。

　小学校は通常学級に入った。文字や数字の読み書きができることから教科の一部についていくことができた。授業中はきちんと着席していた。休み時間は一人で絵を描いていた。いつも同じキャラクターの絵か、数字を並べそれに対になるように、難しい漢字を書いていた。いつも**同じ順番に通り**に書いた。先生が遊び相手になり、しりとりなどのことば遊びをしたとき、先生が返答する前に自分で答えを言った。問答にはならず**自問自答**だった。先生が他の生徒のやっている遊びに誘うと入ることもあった。入ったにしても、友だちの強い口調が嫌で、すっと抜けることが多かった。友だちに何度も誘われると、しつこいと感じたのか、そんなときは友だちの口を手で覆った。校庭の隅にある砂場で穴をほって遊んでいるか、校庭のへりを歩き回っていることが多かった。家では学校のことを自分から話すことはなかったが、母親が訊くとやってきたことを話した。でも、そのときの気持ちを話すことはなかった。家電やテレビ番組、歌への興味は続いていた。授業中やスーパーマーケットの中で突然大きな声で家電のコマーシャルを言うことや大声で歌うことがあった。図工は得意で、精緻な絵を描き上げ、県の絵画コンクールで特選に選ばれた。

● H. アスペルガーの症例に似ている子ども

男児　小学校3年生

　出生は正常であったが、夜泣きと人見知りが激しく、育てにくい子どもだった。歩きは1歳3ヶ月で遅めであったが正常範囲内。言語発達ははやく、目に入ったもの、聞いたものをことばにした。まるで実況中継のようだった。やがて人見知りはなくなり、**知らない人にも動じず声をかける**ようになった。**大人の会話をよく聴いている**ようで、ときどき気の利いた挨拶をし、敬語を入れた話し方をした。まわりからよく「りこうな子だね」といわれた。子どもがやるべきことを母親が先走ってすると激しく怒って、もとに戻させ、やり直しをした。それでいてやるべきことを忘れることはしばしばあった。しつけは大変だった。母親の言うことにすぐに応じることは少なかった。とくに排便のしつけが大変だった。あの手この手で母親がトイレに誘導しようとしたが激しく拒絶した。4歳の誕生日になったらトイレですると**自ら宣言**し、その通りになった。寝るときは、やわらかいタオルケットを離さなかった。母親は**「言うことをきかない」**ことにいつも悩んでいた。何度**叱っても効果がなかった**ので、父親に強く叱ってもらうことにした。父親の強い口調に「わかった」とは言ったものの、次の日から言うことをきかない行動が増えた。

　幼稚園では、まわりに気が散るのか、落ち着きがなかった。先生は「多動かな」と思った。気持ちが高ぶるとちょっとしたことで友だちに手や足が出た。一方で、**こわがり**が出てきた。天井の高いホールに怖がって入らなかった。風を怖がり、階段を怖がった。遊戯では上手にふりができず、ボール遊びではボールをうまく受け取れず、**不器用さ**が目立った。運動会の練習は「めんどうくさい、疲れた」と言って、やりたがらなかったが、本番になると立派にやりこなした。給食のときは、姿勢がだんだん崩れ、ひじをついて食べ、食べこぼしが多く、上靴がいつの間にか足からずれていた。友だちとはよく戦いごっこをした。夢中になると友だちがほんとうの敵に

みえるのか、加減なくぶちのめした。虫取りが好きになって、ダンゴ虫やバッタとりに夢中になった。好きな先生にはスキンシップを求め**甘えた**。**おしゃべりが好き**だったが、話が長くなると、どんどん本題から逸れて、**事実なのか空想なのかわからない**ときがあった。そのため、年長組になると、まわりの子どもたちが「～ちゃん、嘘つき」と言うようになった。そう言われると、「嘘つきじゃない!!」と怒って相手の子どもを激しくぶちのめした。好きな先生が用事でいないとき、そう聞かされているのに、「先生はどこに行ったの？」と不安な表情で何度も訊いてきた。先生が戻ると、脱兎のごとく走り寄り先生に抱きついた。

　まわりの予想に反して、小学校入学のときは、きちんと指示にしたがい、りっぱに着席していた。2学期になると、落ち着かなくなり、着席しても椅子をがたがたさせ、先生に当てられないと「なんでー？」と怒った。よく忘れ物をし、また、ついさっきやったことを忘れることもあった。授業中、あちこちに気を散らしていたので、先生が本人に当ててみた。すると、りっぱな正答を返した。机の中はプリント類で乱雑になっていたが、気に入りの筆箱の中はいつもきちんと整理されていた。鉛筆のかじる癖がはじまった。他の子どもがそれを注意すると、かっとなって顔を叩いた。休み時間は友だちとよくトランプゲームをした。ゲームを**仕切りたがり**、負けそうになると、途中でカードをばらばらにした。授業で新しい内容になると、興味をもって取り組んだが、長くは続かなかった。教科では、文章や漢字はよく読めたが、画数の多い漢字は書けなかった。ふだんの書き方は乱雑だったが、コンクール用の硬筆には**熱心に打ち込み**、すばらしい作品が仕上がり、賞をとった。

　この二つの例は、先にあげたL.カナーの症例とH.アスペルガーの症例によく似ています。つまり、時代の流れで診断名が変遷したとしても、子どもが抱える障害の質は、80年近く前と同じなのです。

L. カナーの症例にある子どもたちをカナータイプ、H. アスペルガーの症例にある子どもたちをアスペルガータイプと命名して、その特質を行動特徴のレベルで仮説的に対比してみます（表4）。

カナータイプもアスペルガータイプも、発達の経過の中では、別のタイプにみえる行動が出てくるかもしれません。周囲への適応がすすむと社会行動が学習されることがあります。それが要因の一つに考えられます。また、適応がすすみ、心理的にも安定すると行動特徴が目立たなくなることがあります。また、「連続体」の考えからすれば、中間的なタイプの子どもはまだらな行動特徴をもつことが予想されます。

表4　カナータイプの特質とアスペルガータイプの特質の対比

カナータイプ	アスペルガータイプ
一人でいたい・一人遊びを好む	人に関心がある・人とかかわりたい
誘われれば遊ぶ・大人とは遊びたい	自分の思う通りに遊びたい
邪魔されるのを嫌がる	指示や注意されるのを嫌がる
相手に限定的に接近する	相手の意向とは無関係に接近する
会話が続かない・自問自答	会話を好む・一方的会話
同じ話題や同じ話し方が多い	話が一方的で展開しやすい
興味あることに固執・繰り返しの動作	特定の興味に没入する・空想世界
場面の切り替えに時間がかかる	切り替えはそのときの状況次第
「変化」に強い抵抗を示す	「変化」に敏感に反応する
頼まれたことは納得すればきっちりこなす	自分流の愛他的な行動をする

これらの行動のちがいを生み出しているには、それぞれの心理的機能のちがいと考えられます。行動の背景にある心理的機能のメカニズムはまだ仮説の段階です。各々の章で、仮説としてあるメカニズムにも触れて行きます。

第2章　よいかたち
——自閉症の子どもへの対応

　1943年は自閉症の歴史の幕開けになった年です。

　L. カナーは「情動的交流の自閉的障害」という論文で11症例（男児8人、女児3人）を報告しました（Kanner, L.1943，十亀ほか訳，2001）。

　その中で、「子どもたちの活動と言うことのすべては、ひとりでいること（aloness）と同一性（sameness）への強固な願望によって、かたくなに支配されている」と、自閉症の根本的な特質を述べています。最初の論文では、子どもたちはまだ11歳以上になっていません。その特質は基本的には生涯にわたるものですが、次第に数人の人間を受け入れ、集団の中で遊びはじめるなどの進歩があると論じています。ところが、28年後の11人の追跡調査研究（Kanner, L., 1971，十亀ほか訳，2001）の結果、「これら二大特徴（孤立性と同一性）を基本的に残存しつつも、これらの子どもたちの運命において大きな差異が生じたこともあきらか」だったのです。その差異が生まれた要因は何だったのでしょう。

　L. カナーは、治療法や対応法についてはふれていません。しかし、11例の症例を追跡調査した研究に記載されている良好な社会的適応を示した例（ドナルド）に、彼が、「同一性の特徴を利用すること」が社会とのつながりに役に立つことを示唆しているのは大変興味深いことです。ドナルドは本書の「第1章　1　原典にさかのぼる」にあるL. カナーの第1例です。

ドナルドの世話をしている農場のルイス夫妻の対応に、カナーは驚いています：

> 「彼らは、彼に何とかして彼の常同性に目標を与えようとした。彼が測定に没頭することを利用して井戸を掘らせ、その深さを報告させた。彼が死んだ鳥や昆虫を収集していたときには、彼らは彼に墓地用の土地を与え、そして彼に墓標を作らせた。＜中略＞彼がくりかえしとうもろこし畑の列を数えていたときは、彼に耕した列を数えさせた。＜中略＞彼は彼の特殊性が受け入れられた田舎の学校に進学をし、そこでかなりの学業面の進歩を遂げた」

とあります。その後は、彼は地方銀行の出納係として働き、昇進の希望はまったく抱かず、趣味はゴルフで週に4,5回、その他の関心は長老派日曜学校の書記など。彼は頼りになり、正確な人間であって、母親が「望んでいた以上の社会的地位を占めた」とも報告されています。

　この例にあるように、自閉症の場合は、同一性という自分の中の固定した行動パターン（かたち）を、社会に許容されるように、しかも、無理のないように、周囲とのかかわりや日常行動のパターン（かたち）に導くことが大切です。それによって、自閉症の子どもが＜よいかたち＞の人生をつくりあげていく可能性が生まれるのです。子どもの行動のパターン化をみとめ、より社会に受け入れられていく「かたち」に方向づけるのは大人の役割なのです。

第2章　よいかたち──自閉症の子どもへの対応

　その考えから、自閉症の子どもへの基本対応を＜よいかたち＞としました。

「よ・い・か・た・ち」の「よ」

よこくでみとおし（予告で見通し）

どうしてパニックを起こすの、こんなことで？

　自閉症の子どもは、いつもとちがうことや突然起こる事態、人、物に戸惑い混乱することがあります。ほぼ決まっている一日の流れでは、毎日落ち着いて過ごすことができるようになっても、運動会、学芸会、保護者参観日などの行事や、いつもとちがう特別なことがあると、落ち着かずに、また、場合によっては、いつもの流れにこだわって、パニックを起こすことがまれではありません。また、突然の来訪者を受け入れにくく、その場でとっさに目を手で覆うとか、床に突っ伏すとかがあります。すっとその場を離れてしまうこともあります。お母さんがお気に入りの服を洗濯し新しい服を着るように出しただけで、大騒ぎが起きます。他の子どもは、いつもの活動とちがう行事にはむしろ期待感をもっていきいきと楽しんで参加するのに、また、突然の客を驚きと好奇心をもってお迎えするのに、新しい服は喜んで着るのに、どうして、自閉症の子どもはパニックになり、泣き叫んだり、逃げたりするのでしょう。大騒ぎするのでしょう。大人は困惑してしまいます。そのような状態になったら、説明しても、なだめても、すぐには収まりません。とうとう、泣きっぱなしで、あるいは、不機嫌で、一日が終わってしまうこともまれではありません。「ふつ

うのことなのに、どうして‥」と大人は落胆してしまいます。

「同じであること」で安定

　自閉症の特質の中に、「同一性」保持傾向があります（Kanner,L., 1943）。つまり、「同じであること、変わらないこと」で安定する傾向です。それが、興味・関心であったり、物の配置であったり、好きな感覚（視覚・聴覚・触覚などの）刺激であったり、スケジュールを伴った習慣や時間的流れであったりします。その結果、変化や新しいことに対して抵抗や嫌悪を示すことは、よく知られています（Schopler,E. ほか，1995，Frith,U., 1989）。

　なぜ、自閉症では行動の固執性・変化への抵抗が生まれるのでしょうか。

　U. フリス（Frith,U., 1989，富田ほか訳, 1991）は、こう考えます。ふつう、大脳中枢は、同じ行動や同じ情報処理が繰り返されていることを感知すると、それがいつまでも続かないようにスイッチを切って、新しい行動・新しい情報処理を始めさせようとします。自閉症では、その切り替えを支配する過程が弱いために、スイッチをうまく切れず、同じ対象に注意し、同じ行動を続けようとする固執性・行動の硬直性が生まれます。こうした切り替えの仕組みが不完全なことが原因で、自閉症の子どもでは、予想外の出来事やいつもとちがうことの混乱を引き起こすのだというのです。

　仮説ですが、一つの説明でしょう。

「スケジュール」の効果

　E. ショプラーら（Schopler,E, ほか，1995）は、自閉症児には

「構造化された」環境が効果的であり、自閉症の障害特質に合うように環境を整えることを主張しています。構造化は、時間、空間、その他多くの行動や情報に、かたちと意味（構造）を与えることだといえます。それは、これからどんなことが、どこで、どのような順序で、進行していくのか、誰がそこでどんな行動をするのか、を前もって教えておき、かつ、それを分かりやすく提示し、行動しやすい条件を整えておくことです。

その構造化指導の４つの要素（①物理的・空間的構造化、②時間の構造化（スケジュール）、③作業全体の構造化、④作業課題の手順の構造化）の一つが「スケジュール」です。E.ショプラーらは、スケジュールを使用することで、生徒はこれらの活動を予期し、心の準備ができるとしています。「予告」で、次に起こることを予期し、その構えができること、つまり、「見通し」をもつことで、変化に応じていくことができるようになるのです。

前もって、予定や次に起こることを、示し、伝えましょう。ことばや、視覚的に覚えられる図や写真、または、スケジュール表を使って予告することで見通しをつけさせましょう。それによって、子どもは状況の変化に対応して行動できるのです。

「予告で見通し」＜うまくいかなかった対応の例＞

■小学校３年生の男児。学校生活の流れにもやっと慣れ、落ち着いた毎日を過ごしていた。学校から帰ると手を洗い、おやつを食べ、ビデオを一本見て、宿題をするという流れが決まっていた。ある日、**お母さんの友だちが遊びにやってきた。お母さんは前々から予定していたことであったが、うっかりして子どもに話していなかった。**

子どもには突然のことであったので、パニックを起こした。子ども
は落ち着かなくなり、大声を出し、自分の頭を手で激しく叩いた。

＜いつもとちがうことがあるときは、予定を、子ども専用のカレンダーに印をつ
け、知らせておきましょう。見通しをもつと、ある程度は新しい事態を受け入れ
やすくなります。＞

■幼稚園年中組の男の子。運動会も2年目で、練習ではかけっこや
玉入れをみんなと一緒にすることができた。本番当日、家族の人た
ちが大勢やってきた。去年は、お父さんとお母さんが見に来た。**両
親は子どもを喜ばせようとして、今年は祖父母を連れて来た。いる
はずのない祖父母の姿**を見て混乱した子どもは落ち着かなくなり、
競技に参加できなくなった。

＜内緒にしておいて、あっと驚く顔がみたいというのは、ごくふつうの親心です。
でも、驚かせようとするのは、自閉症の子どもには禁物です。とくに、場面ご
とに状況を記憶する傾向があるので、「祖父母は祖父母宅」という認識をもって
いると、「いるはずのない」場面で「いる」ことは大きな混乱を引き起こします。
前もって知らせることが大切です。＞

■保育園年長組の男の子。今度、小学校にあがるので、記念撮影を
することになった。準備万端。お母さんは、事前に、写真屋の場所
を教え、カタログから服を選ばせて、撮影の順番を紙に書いて示し
た。ところが、当日、選んだ服を着る段になって、子どもが嫌がっ
て大泣きをしてしまった。こんなに準備したのに、なぜうまくいか
なかったのだろうとお母さんは悩んだ。あとで気づいた。選んだ服
を**「着る」**ということまでは子どもに知らせていなかった。服への
こだわりもあったことを思い出し、事前に納得できるよう、そこで
起こることをことばや絵で知らせておけばよかったと、お母さんは
反省した。

＜自閉症の子どもは、場面の流れを柔軟に（変化に合わせて）受け入れることが
苦手です。大事な手順は必ず予告の中に含めましょう。とくに、服のこだわりを

持ち、着替えに抵抗が予想される場合は、念入りな予告が必要です。また、自我の発達にも課題があるので、「自分が着る」という意識をもたせる対応が必要になります。>

■中学校１年生の男子生徒。事前にお知らせのプリントが来るので、学校生活の流れが理解でき、真面目に学校に通っていた。一学期は何でも指示通りにこなそうと必死になって勉強や宿題に取り組んでいた。次第に心身の疲労がたまってきた。二学期になると、一年生全体が学校に慣れ、予定外のことや予想外のことが起こっても、それはそれで、楽しむ余裕がでてきたが、本人には苦痛だった。それでも、まわりを見て何とかやりこなしてきた。ある日、国語の時間に日本の伝統に親しむという内容で和楽器による演奏が開かれることになった。事前に知らせがあったものの、突然鳴り響く聞いたことがない音楽に、本人は耳を塞ぎ、大声で走り回った。いつも、おだやかで真面目な生徒のパニックに、まわりは驚いてしまった。

<自閉症の子どもの聴覚過敏はよく知られていることです。もちろん、すべての音を嫌悪するわけではありません。子ども一人ひとり好きな音、嫌いな音があります。音に対する過敏さが予想される場面では、事前に、音に耐えられなければ退席してもよいこと、耳塞ぎをしてよいことなどを知らせることが大切です。また、経験の積みかさねで、はじめてのことなどにも、子どもなりの手段（予定表を見る、まわりを見るなど）を使って適応の努力は行われるので、はためには、わざわざ予告をする必要はないと思われるかもしれません。感覚受容の問題は子どもにかなりの苦痛をもたらします。それが予想されるときは、予告し、対処の仕方を伝えておきましょう。>

「予告で見通し」＜うまくいった対応の例＞

■保育園年中組の男の子。去年のクリスマス発表会では、いつもとちがう雰囲気でぐずりっぱなし。今年こそ、参加できるように、保育士さんは、当日の予定をスケジュールにして教室の中に貼った。**その子の好きな数字を使って、**①○○ぐみ　うさぎさんのふくをき

る、②○○ぐみ　3ばんめにならぶ、③ホールにいく、④カーテンのうしろ、⑤「はい」といったら、だんのうえ‥‥というように**絵と文字で作ったスケジュール表をクラスとホールに貼り**、流れを示した。その子はスケジュールを見て、流れにそった行動をし、舞台の上で、うさぎのダンスを楽しく踊ることができた。

＜流れを「数字」で示すことは有効です。ゆるがない確実な数字は自閉症の子どもには受け入れやすいものです。順番を数字で示す、時計を示す、カレンダーを使うなど、「数字」は予告する上で効果的です。＞

■幼稚園年中組の男の子。夏になり、プール遊びが始まった。水遊びが好きなので、プールに入るのを楽しみにしていた。担任の先生は、その子が水を見ると突進していくのが分かっていたので、クラス全体に向けて、プールに入るまでの準備表（服を脱ぐ→水着を着る→脱いだ服をかごに入れる→体操をする→プールに入る）を文字と絵を使って貼り出した。それを見せると、その子も手順に従って準備することができた。プールからあがってからの着替えの順番の表も同時に貼り出されていた。その子は気持ちよくなって、はだかで走り回っていたが、前もって二つの表が示されていたので、先生に促されると表を見て、服を着始めた。

＜その場でスケジュールを知らせるだけでなく、事前に貼り出す効果もあります。つねに視界に入っているものは受け入れやすいので、あらためて示されると内容が理解しやすくなります。＞

■中学校3年生の女子生徒。学習に遅れがあったため、個別学習の塾に行くことを母親に勧められた。しかし、本人は気乗りしない。塾に行くというはじめての経験にイメージがもてず、戸惑いの気持ちが強かった。そこで、母親は、いくつかの塾の中から、本人に合っていそうな塾のパンフレットを取り寄せ、居間のテーブルにさりげなく置いておいた。しばらくたってから、もう一度本人の意思を確認した。パンフレットを目にする機会があったためか、勧めを

すんなりと受け入れた。そこで、母親は塾に連絡をし、障害の特徴を知らせ、**あらためて、塾の外観や先生の顔写真、また、学習の進め方のプリント**を送付してもらった。**決まった曜日、決まった時間、決まった静かな部屋での学習**だったので、本人の塾通いは安定した。

<事前予告をすれば、すべて、物事がスムーズに進むわけではありません。とくに、まったく経験したことがないことは、予告したとしても戸惑いや抵抗を生みやすいものです。予告に視覚的に理解できるパンフレットなどを併用します。また、事前予告したとしても、子どもがそれを受け入れるまでの時間をとってやりましょう。>

「よ・い・か・た・ち」の「い」

いうよりみせて（言うより見せて）

ことばをかけられるのはプレッシャー？

　わたしたちは、何かを伝えるとき、何かをやってもらいたいとき、自然にことばを使います。自閉症の子どもは、そのとき、気持ちや注意がこちらに向いているときや関心のあることであれば、ことばがけに返答したり指示に従ったりします。

　しかし、返事がないこと、指示に従わないこと、振り向きさえしないことも多々みられます。名前を呼んでも振り向かないときは、耳が聞こえないのかと思うことがあるほどです。「何でわからないの、こんな簡単なことが…」「聞いているのかしら」「わざと無視しているの？」と大人は思ってしまいます。大人はわからせようと何度も子どもに話しかけます。そのうちに、子どもは耳を塞ぐとか、逃げ出す行動とかになります。ごくごくあたり前の声がけが、子どもには苦痛のもとになっている場合があるのです。

コミュニケーションの質的障害

　コミュニケーションの手段は「ことば」が第一です。自閉症の基本症状の一つは「コミュニケーションの質的障害」です。自閉症の「ことば」の根本的な問題は、語彙量の問題ではありません。ことばが遅れることはありますが、それも問題ではありません。ことばの量や発語の時期の問題ではなく、ことばの質の問題なのです。それはコミュニケーションの質の問題と言い換えることができます。その質の問題とは、コミュニケーション意欲の乏しさ、コミュニケーションするときのことばや身振りの使い方、プロソデイ（ことばのアクセントや抑揚など）の特異さ、ことばの意味やそれに含まれる相手の意図の汲み取りにくさ、相手に伝わったかどうかを参照するはたらきのよわさ、関係性の中で会話を維持することの困難さなどの、双方向性のコミュニケーション機能の不全なのです。

　しかし、特定の条件下では、コミュニケーションのかたちがとれることがあります。興味のあることであれば子どもの方から話しかけます。それに応えると、話が続きます。好きなクイズの質問には答えが返ってきます。また、毎日の決まったことばがけを理解し、行動することができます。ある行動に張り付いたことばに嫌でも決まったように応じることがあります。たとえば、友だちが「かして」と言えば必ず貸す、ほんとうは貸したくないけど。

　日常的なコミュニケーションは流動的です。そうなると、そのときどきの声がけに、反応しないこと、返答しないことが起こります。その理由については、まだ解明されていません。推測の域ですが、何かしていると声がけが入らない（情報を同時に処理

する能力の問題)、耳から入る刺激や情報に含まれる意味や意図を理解することが困難(聴覚情報の意味処理の問題)、さらには、ふつうの声がけを強く介入されたように感じる(感情認知の問題)などが考えられます。つまり、自分に声がけが向いているとの認識がうすいこと、声がけの内容が理解できないこと、声がけされること自体が受け入れにくいことなどが、そのときどきの状況で起こっているのかもしれません。

視覚からの情報が受け入れやすい

　自閉症の特性の一つに「視覚優位」があります。高機能自閉症者であるテンプル・グランデインさんは、その著書(Grandin,T., 1995, カニングハム久子訳, 1997)の中で「絵で考えるのが私のやり方である」と言い、自閉症者には優れた視覚認知能力があると語っています。その能力に訴えて、こちらの意図や状況を知らせると、すっと応じてくれることはよくある光景です。子どもは、ことばがけに応じなくても、現物を見せたり、絵カードや写真を見せたりすると、状況が分かって行動をはじめます。非常に有効な手段です。よく知られている自閉症のためのTEACCHシステム(Schopler,Eなど, 1985, 1995)も、まさに自閉症の視覚優位の特性を生かした「環境の物理的構造化」が基本原則になっています。

　声がけする前に、まず、そのとき使用するものを見せたり、絵や写真を見せたり、周りのようすを見せましょう。子どもは状況を理解しやすくなります。

「言うより見せて」＜うまくいかなかった対応の例＞

■幼稚園年中組の女の子。絵が上手。ある日、何枚も同じお姫様の絵を描いていた。そろそろ給食の時間。先生が、「お片づけして、お昼の準備をしてね」と**声をかけた**。その子は、聞こえないかのように絵を描いていた。ちょっと待ってから、また先生は**声をかけた**。それでも、何の返答もなく、描き続けていた。先生は**イライラして、だんだん声が大きくなり**、「片付けないなら、ごはんはありませんよ！」と強く叱り、クレヨンをもっている手に触った。その子はびっくりして、大声で泣き出し、描いていた絵をぐしゃぐしゃにしてしまった。なだめてもおさまらず、給食を食べることができなかった。

＜好きなことに熱中していると、声がけが伝わらないことがあります。給食の絵を描いたカードや写真を示すことで状況を知らせるとよかったでしょう。あるいは、時計を示して、給食の時間になったことを知らせる方法もあります。＞

■保育所年少組の男の子。お風呂が大好き。冬の夜、風呂あがりの裸でいることの開放感で楽しそうに部屋の中を走り回っていた。お母さんは、風邪を引くのではないかと気が気でない。「はやく着なさい！」「ほら風邪引くよ」と**ことばのシャワー**。それでも言うことを聞かずに部屋の中をぐるぐる回っていた。とうとうお母さんは**かみなりを落とした**。子どもは叫び声をあげながら隣の部屋に逃げ込んだ。

＜声がけを最小限にして、頃合いを見て、パジャマを見せるとか、「風呂から上がる→着替えをする→ふとんに入る」などの手順を絵にして、壁に貼り、示してやるとよかったでしょう。＞

■中学校１年男子生徒。時間割がある授業には負担を感じることなく出席できていた。休み時間は図書室で過ごし、比較的安定した学校生活を送っていた。部活に入ることを勧められた。もともと運動が好きだったので、陸上部に入った。長距離が得意で、それなりの

よいタイムを出した。ある日の部活のミーティングで、顧問の先生が明日のメニューと準備するものを口頭で伝えた。いつもであれば、ホワイトボードに書いて説明するのだが、先生は職員会議があるので、取り急ぎ、**口頭だけの伝達**となった。本人は一部しか聞き取れなかったし、聞き逃したことを他の生徒に訊くこともできなかった。次の日の部活で、本人は自分が十分な準備ができなかったことがわかり、困惑していた。他の生徒に責められ、顧問の先生から「ちゃんと聞いていなかったのか！」ときつく注意を受けた。本人は逃げるように帰宅した。それ以来、部活に出られなくなった。

＜授業が受けられる能力があれば、部活の連絡内容は理解できるはずとだれもが思います。しかし、日々刻々変わる内容を口頭だけで伝えられると、一部のことばは入っても、全体をとらえそこねてしまいます。やはり、「わかるはず」という思い込みはせずに、日々変わる内容であれば、書いて知らせることを徹底することが大切です。＞

「言うより見せて」＜うまくいった対応の例＞

■幼稚園年少組の男の子。入園したばかりで、園の流れが分からず、うろうろしていた。集団の中にいるのが嫌で、ときには園庭に逃げ出すこともあった。先生はその都度、「お集まりだよ」「お給食の準備をしてね」と声がけしていたが、応じなかった。**声がけの意味がわからなかったのだと、先生は判断し、始まる前に写真で次の活動を示していった**。そのやり方で応じる場面が増えていったので、今度は、**一日の流れを絵に描いて、その子に活動を知らせていった**。少しずつ、流れを理解できるようになり、声がけだけでも参加できる活動が増えていった。

＜ずっとスケジュール表や絵カードに頼らなければならないのでしょうか。そんなことはありません。繰り返しのスケジュールであれば、それらを見なくとも、声がけだけで次が何の時間かを理解するようになります。ただ、基本的には視覚的な手段をいつでも使えるような準備が必要です。状況理解が促されやすくなります。＞

■保育園年中組の女の子。高いところにのぼるのが好きで、お母さんはいつもハラハラしていた。テレビの上がとくにお気に入り。お母さんは目が離せない。「だめ！」「あぶない!!」と嫌がる本人をむりやり降ろすが、何度やっても効き目がなかった。「だめ！」を連発しているうちに、別の場面でも、やさしく「だめだよ」と言うだけで、自分の行動を阻止されると思うのかパニックを起こすようになった。そこで、一切「だめ！」という声がけを止めた。そのかわり、**テレビの上に、×マークのカードを置いた**。すると、のぼろうとしたとき、それが目に入り、すんなり降りるようになった。

＜自閉症の子どもの危険認識のよわさはまわりの人たちの悩みの種です。どうやって「危険」を知らせたらよいのでしょう。乳児期、幼児期早期は、環境調整が大切です。危険な状況を作らないことです。台所に柵をつける、部屋の中に高所を作らない、包丁類を手の届かないところに置くなど。年齢があがるにつれて、子どもは「危険」を覚えていく必要があります。二つの方法があります。一つは、状況の意味とその行動の仕方を根気よく教えることです。絵や文字を使って、たとえば、信号の赤は「とまる」、青は「すすむ」を教えます。マナーを身につけることによって、車道への飛び出しをなくすることは可能です。ジャングルジムも色わけして、年少組はこの色のところまでなどと、視覚的に示すことで、危険な高所のぼりをストップさせることも可能です。もう一つの方法は「危険」であることを直接知らせる方法です。×マークは一つの方法です。それでも効果がないときは、行動抑止が起こるような危険マークを考えなければなりません。その子どもにとっての不快刺激を危険マークにする方法はありますが、よほどの危険が予測される場合に限ります。ともすれば、危険ではないけれどやめさせたい行動にすべてに×マークや不快刺激を用いることがあります。それは子どもに大きなストレスを与えます。マークの使い方は限定的であるほうが有効です。＞

■小学校3年生の男児。授業中、先生の話の中に知っていることばが出てくると、繰り返しそのことばを言うことがあった。先生はことばで注意したが、やめることはなかった。本人は、それを度々とめられるので、イライラとし落ち着かなくなった。そこで、先生は、**口を閉じている顔の絵**を一番前に座っている本人にさりげなく示すことにした。それを示されているうち、その意味がわかったのか、繰り返し言うことはなくなった。

第2章　よいかたち──自閉症の子どもへの対応

■保育所年中組の男の子。女の子の響き渡る高い声の調子が苦手で、その声が聞こえる度に、イライラした。耐えられないときは、女の子に飛びかかり、口をぎゅっとわしづかみにした。そこで、先生は**女の子が痛くて泣いている絵**を描いて、エプロンのポケットに用意した。おそいかかりそうになる瞬間をとらえて、その絵を本人の目の前に差し出した。同時に、先生は本人が女の子に気持ちを言えるように、「小さい声にして」とことばを言い添えた。先生は行動の替わりに自分の要求を伝えることばを教えたのだ。また、耐えられない音に対処する方法として、耳塞ぎの仕方も教えた。少しずつ襲いかかる行動は減っていった。

＜絵カードを使うのは、活動参加を促す、よい習慣をつける、手順を理解させるときなどですが、相手の状態を知らせることに使うことがあります。自閉症の子どもは、感情理解の問題があるため、相手が嫌がっていることを表情から読み取ることがむずかしいのです。また、ことばで説明してもよく理解できません。学習によって、絵に描かれた表情を見て、「泣いている」「笑っている」と命名することは可能になりますが、実際の場面では、なかなか読み取れないものです。そのような場合、絵カードを使用する方法があります。それによって、感情理解そのものが進歩するわけではありませんが、場面毎の相手のようすを見ることが増え、それに合った適切な行動をとることができるようになります。＞

「よ・い・か・た・ち」の「か」

かんたんめいりょう（簡単明瞭）

ことばをつくすのに通じない？

　自閉症の子どもに話しかけると、ときどき、問いかけたのとはちがう答えが返ることがあります。もう一度、ていねいに話しかけてみると、またちがった答え。「話が理解できないのかしら？」。ことばを尽くせば尽くすほど、理解できないようすで、子どもはその場から去ろうとします。

たとえば、集団活動の場で、先生が今日やることを説明します。ことばだけでは、わかりにくいと思って、使うものを見せ、写真を見せながら、話を進めます。「まず、○○をもってきて、次に、○○をテーブルのそばにおいて、△△を用意してね」「○○しながら、△△してね」など。順番に聞いていれば分かることでも、自閉症の子どもは、ふたつ以上のことを言われると混乱してしまいます。また、見る方に注意が向いていると、話しかけられていることが入りにくくなります。一つのことしかしなかったり、ことばの一部にとらわれて、うろうろしたりします。長い言い方をすればするほど、意味を多く含めば含むほど、理解させるために多くの手がかりを同時に与えれば与えるほど、また、注意を向けさせたくて楽しい話を盛り込めば盛り込むほど、子どもは、何をすればよいのか、何を求められているか理解できなくなります。

同時に多くのことが処理できない

これには、いくつかの説があります。

ひとつは、自閉症には、新しい刺激に対して嫌悪を感じる閾値（いきち）が低いこと（つまり、少量でも新しいものには嫌悪を感じやすいこと）と、物よりも人への嫌悪が起こりやすい特徴があるという考えです（Dawson,G. ほか, 1989, 野村訳, 1994）。「物」が明瞭な存在である一方、意図、動機、感情などをもつ「人」は不明瞭で多義的な存在であるためです。人の「不明瞭さ」「多義さ」は刺激過剰を生み出し処理能力を低下させているといわれています。自閉症の子どもにとって、不明瞭で多義的な存在である人が次々に発する情報は、新しく、予測困難で、分かりに

くいものであるかもしれません。ですから、理解させようと、多くの情報を与えることが、かえって、処理困難をまねいている可能性があるのです。

また、いったん何かに注意を向けると、そこから離れて別の物に注意を向けること（「注意の離脱」）がむずかしいという説明もあります（Landry,Rほか，2004）。

子どもが、言われたことばの一部にしか反応しなかったり、気持ちが別の方に向いて、応じなかったりするのは、このような「嫌悪閾値の低さ（＝少しでも新しい刺激への嫌悪の起こりやすさ）」、あるいは「注意の離脱のむずかしさ」のためだと考えられます。

はっきりしていることの受け入れやすさ・わかりやすさ

ことばでも、見るものでも、はっきりと明瞭なものが受け入れやすい傾向があります。

明瞭さを重視した指導では、E.ショプラーら（Schopler,E,ほか，1995）のTEACCHシステムによる「構造化された指導」が知られています。そこでは視覚的な構造化のみならず、「言語的な指示は最小限の言語を使うことが望ましい場合が多い」（田村ほか訳）と述べられています。まずは、こちらに注目させましょう。そして、伝えたいことを、「簡潔に」、「手短に」伝えましょう。言われた内容や指示が伝わりやすくなります。

「簡単明瞭」＜うまくいかなかった対応の例＞

■幼稚園年長組の女の子。手先が器用でビーズ作りが大好き。折り紙も得意。製作の時間。今日はクリスマス会の飾り付けのために、折り紙を切って輪飾りを作ることになった。先生は、折り紙を切り、色が表になるように輪にして、のり付けして、また、同じような輪を作って、はじめの輪に入れてと実演をしながら作り方を説明した。ときどき、去年のクリスマス会の話をし、冗談を言って子どもたちを笑わせた。最後に「いっぱいつないだら、先生の机のよこにある箱にグループのシールが貼ってあるから、自分のグループの箱の中に入れてね」と話した。**先生は、その子の好きな製作だし、「見せながら」話したから、その子も理解できたと思った。**ところが、説明が長くて一部しか理解できなかったのか、その子はまわりの友だちの作るのを見ながら、輪を作り始めた。はさみで切ることと、輪にしてのりをつけることはできたが、色が裏になり、途中から輪をつなげ方が分からなくなって、イライラしはじめた。同じグループの子はどんどん輪飾りを仕上げ、箱に入れていった。友だちから「まだできないの！」と言われるし、輪をつなげるのに時間はかかる‥とうとうその子はパニックを起こして、作った輪を放り投げてしまった。

＜クラス全体向けに説明する以外に、自閉症の子どもには、個別に、簡潔に順番を示しながら話すとよいでしょう。個別に話される方が子どもには分かりよいのです。「全体」への説明は「自分」も聞くものという社会感覚がよわいためです。幼児期～児童期早期に目立ちます。また、製作の手順が長いときは、手順を絵で示し、その都度、手短に声がけをしましょう。場をなごませる雑談は、製作などの活動では控えた方がよいでしょう。自閉症の子どもには情報過多になり、製作のポイントが分からなくなります。＞

■中学校2年生の男子生徒。新学期になって、クラスが一階から三階に変わった。担任もクラスメートも替わった。初日に、先生がクラスのみんなに向けて、これからやることの指示を出した。席順を決め、簡単に教室と廊下を清掃し、クラス会で委員を決め、出席簿

順に最初の二名が給食の牛乳をもってくること、と説明をした。その間、先生は、「掃除のときはふざけてはいけません」とか「クラス委員は自分の力を発揮することだから、進んで立候補しましょう」など**多くのコメントを挟んだ**。本人の障害のことは理解していたが、成績は良いし、学校生活は2年目なので、当然指示は分かるだろうと思っていた。本人は出席簿1番であったので、給食当番であった。まわりの動きに合わせて何とか、そこまでのスケジュールをこなしたものの、給食当番であることを聞き逃し、そのまま席にすわっていた。当然、クラスメートに責められ、急かされた。その後、牛乳を取りに行ったが、1年生のときと教室の階がちがったことから、配膳室が分からなくなって、うろうろしてしまった。結局、給食が遅れ、そのことでもクラスメートに責められた。次の日から学校に行けなくなってしまった。

＜長い説明になるときは、手順を箇条書きに板書するか、子どもに個別にポイントを話しておくとよいでしょう。また、予定や手続きに関する内容は黒板のいつも同じ場所に書くというルールを決めておくと、子どもがそれを見ることで、聞き逃しや理解不足を補うことができます。＞

「簡単明瞭」＜うまくいった対応の例＞

■幼稚園年長組の男の子。活動の内容の説明をするとき、長くなると集中できず、席を立つことが多かった。絵描きの時間。いっせいの説明が「昨日動物園に遠足に行きましたね。楽しかったですね。いっぱい動物いましたね。紙にクレヨンで好きなように動物園の絵を描きなさい。それが終わったら、今日はお天気がよいから外で元気よく遊びなさい」だったが、席を立っているその子に、**先生は「動物園の絵を描くよ。それから、お外で遊ぶよ」と短く声がけをした**。絵を描くことは大好きだったので、喜んで、たくさんの動物を描き、満足気。仕上げると、さっと外に飛び出して、お気に入りの青いスクーターで遊びだした。

■小学校4年生の男児。個別学級には、一日の時間割が貼ってあり、予定変更があれば、必ず事前に予告していたので、安定したおだやかな学校生活を送っていた。教科の勉強では、教科書があるので、落ち着いて先生の話を聞くことができた。交流学級での音楽の時間になると、そのクラスの先生がいっせい指示を出すが、本人はそれを理解しなければならなかった。そこで、先生は、本人が数字を好きなことを知っていたので、いっせいの説明後、本人に**あらためて個別に**「1番・リコーダーを練習、2番・歌を歌う、3番・CDを聴く」と**順番の数字を入れた短い文で**言った。ことばだけの指示で、本人は流れが分かり、音楽の時間を楽しく過ごすことが出来た。

<別のところでもコメントした通り、数字を入れた声がけや説明は自閉症の子どもは分りやすいようです。数字が順番をあらわすことばなので、流れを整理しやすいという理由と、自閉症の子どもがそもそも数字への関心が高いという理由が考えられます。関心の高いことばが入っていると、話に注目しやすく、内容がよく理解されやすいのかもしれません。たとえば、「コップをもってきて」という指示が入らないとき、「青いコップをもってきて」と言うと、その指示に従うことがあります。自閉症の子どもは、数字、色、形への関心をもちやすいので、それらのことばを入れながら、手短に伝える工夫もあるとよいでしょう。>

「よ・い・か・た・ち」の「た」

たのしいこだわりみまもって（楽しいこだわり見守って）

「こだわり」はいけないこと？

　自閉症の3つ組み症状の一つに、「行動や興味および活動性のパターンが限定的・反復的・常同的であること」（ICD-10）があります。「興味・関心が、ある特定のものに限られること」「いつも同じ動作や、活動をしようとすること」です。こだわりです。自閉症の子どもはこだわりが強くて、興味が拡がらないし、しつけるのも大変、切り替えも悪くてと、「こだわ

る」ことが悪いことのように考えられがちです。何とか、こだわりを減らそうとまわりの大人ははたらきかけます。確かに、ミニカーがきれいに並んでいることにこだわって少しずれただけで大騒ぎになることが続くと、まわりの人はイライラします。長袖、長ズボンにこだわって夏になっても半袖を着ようとしないと、子どもは暑いし、まわりの人も暑苦しく感じてしまうでしょう。カタログで見た高価なキャラクター玩具にこだわって新製品が出るたびに買いたがるのも、経済的に大変ですし、よくない習慣に思えてやめてほしいと大人は思うものです。スイッチ類に関心が高くて、ガスコンロをいじりたがるのも、火事の危険があって困ることでしょう。「一番」にこだわって、一等になれず運動会でひっくりかえって手足をばたばたさせても、まわりはなすすべがありません。

「こだわり」の対象

　なぜ、自閉症の子どもが「こだわる」のかは、まだ完全に解明されたわけではありません。別のところ（「予告で見通し」）で述べたように、大脳中枢の「きりかえスイッチ」のコントロールが弱いために硬直性・固執性が生まれるという説（Frith,U., 冨田ほか訳, 1991）がありますが、説明としては十分ではありません。自閉症の子どもは、いったんやりだしたことすべての事柄にこだわるわけではないのです。

　こだわる対象は、特定のものに定まりやすい傾向があります。対象物では、年齢による変化もありますが、砂や水、鉛筆や箸など棒状の物、扇風機、換気扇、側溝や縞模様のフェンス、タイヤ

の回転、電車などの乗り物類、パズル、数字、文字、色、カタログ、マーク、国旗、時計、カレンダー、電話帳、迷路、建物、鉄道、駅名、地図、天気図、天文、辞書、特定のキャラクターなどがあります。物以外のこだわりは、スケジュール、ルール、一番、手順、場所などです。からだの感覚のこだわりには、ジャンプ、ぐるぐる回る、高いところに登るなどがあります。同年齢の子どもが関心をもつものにもこだわりを持つことはありますが、どちらかと言えば、「玩具」的ではない対象を好むようです。また、対象の「全体よりも部分」(たとえば、電柱よりも電柱の縞々模様、車よりもタイヤ)、「意味ある内容よりも形」(たとえば、ルールにこだわって、ルール違反を指摘してばかりで、遊びを楽しまない)、「規則的なものや整然としたもの」(たとえば、クレヨンの並び、本のバックナンバー)にこだわる傾向があるようです。なぜ、そのような対象にこだわるのか、これからの研究をまたなければなりません。

「こだわり」が生む効果

このようなこだわりはやめさせた方がよいでしょうか。もちろん、危険なもの、生活が成り立たなくなるものはやめさせる方向でかかわっていく必要があります。子どもの心身の健康を第一に考えなければなりませんし、家庭生活、集団生活との折り合いも大切です。

ただ、すべてがやめさせるべきものではありません。

こだわりに添ってやることが、遊びを拡げることにつながる場合があります。ミニカーが好きな場合、お絵描きに誘って、ミニカー

第2章　よいかたち──自閉症の子どもへの対応

を描いてやると、興味をもって注目することがあります。一部描くことを誘うと、それまで描くことをまったくしなかった子どもが、タイヤや道路を描き、それをきっかけにして、信号やガソリンスタンドなどを描くことがあります。こだわりに添ってかかわる人を受け入れ、遊びを共有し、やりとりを楽しむ、そのような効果を生み出すのです。また新しい興味をもつことにもつながります。

　数字や時計にこだわる場合、見通しをつけさせるのに、数字や時計を使うと切り替えがスムーズになります。それは生活のしやすさにつながっていきます。

　集団生活の流れに合わせながら、そのにぎわいの中にいることで、自閉症の子どもはそれなりの疲れを感じ、がまんをしています。そうした中で、子どもが落ち着かないときや軽いパニックを起こしたときなどに、こだわっている好きな遊びをさせると、気分転換になり、落ち着きを取り戻すことがあります。

　自由時間には、プラレール遊び、ミニカー遊び、ブロック遊び、お絵かき、本読みなどをもくもくとする姿がみられます。プラレールを走る電車をずっと見ている、ブロックでいつもと同じ駐車場を作りそこにミニカーを並べる、見たことがある建物や橋を何枚も描いている、繰り返しお気に入りの本を読んでいるなどなど。そのときの表情は真剣です。また、トランポリンを何度も跳んでいる、ブランコに揺られている、そんな姿もあります。そのときの表情は心地良さそうです。子どもの心のうちを知るよしはありませんが、きっと、充足した時間を過ごしているにちがいありません。生活に支障がないかぎり、こだわる遊びを見守ってやりましょう。

「楽しいこだわり見守って」＜うまくいかなかった対応の例＞

■幼稚園年中組の男の子。クラスの中での自由遊びの時間になると、友だちとはまったくかかわろうとはせずに、すみっこで電車の本ばかり見ていた。先生は、なんとか友だち遊びをしてほしくて、**本がなければきっと他の遊びに気持ちが向くだろうと思って、ある日、クラスの本棚から、その本を取って隠してしまった**。自由遊びの時間になった。その子は本を探してうろうろはじめた。いつもこの時間に楽しむものが見つからず、次第にイライラし、しばらく治まっていた袖かみがはじまった。

＜自閉症の子どもは、基本的には集団行動に柔軟に適応していくのが困難です。一斉の活動はそれなりの疲労感をもつものです。また、自由時間の友だちとの自由なかかわりも苦手です。集団生活の中でも、自分のペースで自分の好きなことをする時間を保障してやりましょう。落ち着いたり、気分転換になったりします。＞

■保育所年少組の女の子。月一度の室内での運動遊びの日。すべり台、ハンモック、平均台、斜面台が置かれ、子どもたちは、先生の誘導で、順番にサーキットを回っていた。その子も先生に促されて、一度は順番に回ってみたが、どうしても興味をもてなかった。すっと離れて、すみの方に行き、大好きな人形をもって遊びはじめた。**先生はせっかくの機会だからと、人形をとりあげて、サーキットに誘った**。急に取り上げられたので、その子はパニックを起こし大泣きとなった。なかなか泣き止まず、なだめても、その人形を返しても、収まらなかった。結局、その日の運動遊びには最後まで参加することができなかった。

＜こだわりの対象を、子どもが納得できないままに、急に取り上げることはしてはいけません。たとえば、人形と一緒にサーキットを回るよう声がけするとか、「お人形さんが見ているよ」と見える範囲に人形を置かせてサーキットに誘うとか、また、どうしてもやりたがらないときは「見る」ことも参加の仕方と考え「今日は見るだけでいいよ。みんながやるのをお人形さんと一緒に見て応援してね」と言うとか、の対応がよかったでしょう。＞

「楽しいこだわり見守って」＜うまくいった対応の例＞

■幼稚園年中組の男の子。クラスの中で自分のペース通りに行かないことがあると、落ち着かなくなり、廊下に出ることがしばしばあった。**出たあとは、廊下の本棚にある大好きなアンパンマンの絵本を見て、その後は、壁に貼ってあるポスターの文字に見入っていた。**しばらくしてから、声をかけると、教室に戻ってきた。最近は、そのような状態になるときは、いつもそのような見守りをすることにした。気持ちの切り替わりがはやくなり、活動にスムーズに移ることができるようになった。

＜自閉症の子どもには集団の中にほっとできる時間や場所が必要です。クラスを出て行く、誰もいないホールにいるなどで、子どもは自らそれに対処しているのかもしれません。しかし、それは、困った行動としてみられがちです。むしろ積極的にそのような場所や時間を確保してやることも一つの方法です。たとえば、学校に支援学級や通級指導クラスがあると同様に、幼稚園や保育園にも個別に過ごせる場所を決めてやることです。あらたに部屋を設置するのがむずかしい場合は、ホールや廊下のコーナー利用を考えてみましょう。その目的で絵本コーナーを設けているところがあります。小中学校にある図書室と同じ役割を担うと考え、自閉症の子どもが落ち着いて過ごす場として活用するとよいでしょう。＞

■小学校1年生の男児。数人の支援学級からスタートした。クラスにすぐ慣れて、落ち着いて過ごしていた。ときどきは、交流学級で授業を受けていた。時間割があるので見通しが立ち、混乱することなく過ごしていた。ただ、スケジュールに合わせていくのが疲れるようだった。**先生は、自分の好きなこと、興味があることができる自主の時間を用意した。**本人は喜んで、好きな絵を描き、本を見ながら折り紙ですばらしい作品を作り上げた。その時間があることで、教科の時間は落ち着いて学習に取り組むようになった。

＜少人数でスケジュールがあるのは、自閉症の子どもには過ごしやすい環境です。それでも、自閉症の特質からすれば、やはり、集団であることは変わりなく、それに合わせていく努力が求められます。その中に、好きな活動を保障してやることは、ストレスや疲れの解消に役に立ちます。＞

■中学校2年生の女子生徒。知能の遅れがないために通常クラスに在籍していた。授業は、得意不得意はあるものの、時間割という決まった流れがあるために、落ち着いて受けていた。休み時間が苦痛だった。にぎやかな女子のおしゃべりが耳に障るし、男子が動いてたまたま本人のからだにぶつかるとすごく嫌な気分になった。本人はそれから逃れるかのように、自分の好きなアニメを思い出し、その主題歌を口に出して歌いだした。周囲の生徒は、突然のことにびっくりし、担任に知らせにいった。**担任は、本人の障害を理解していたので、「みんなが休み時間をいろいろな過ごし方をして楽しむように、その子はそういう過ごし方で楽しんでいるのです」と説明し、許容するようにとみんなに話した。そして、本人には、「みんながびっくりするときがあるから、もう少し小さい声で歌いましょう」「心の中で歌ってみるといいですよ」と助言した。**その後、ときどきは大声で歌うこともあったが、担任のアドヴァイスで心の中で歌うことも増えていった。

<自閉症の子どもはなぜ集団が苦手なのでしょう。集団は、多くの人がいてそれぞれの動きをする、特有のにぎわいや音がある、かもしだす匂いや雰囲気がある、人が大勢いることでの熱気があるなどなど、多くの刺激に満ち溢れています。自閉症の子どもは、それらの刺激を過剰に受けとめ、しかも、それに対する嫌悪の閾値が低いために、対処能力の限界を越えてしまうのではないかという考えがあります。そのようなとき、自閉症の子どもは、それらの刺激を遮断するかのように、好きな遊びや活動に集中することで対処するのではないでしょうか。自閉症の特質である「シングルフォーカス」の現象も、この仮説から説明できるかもしれません。>

「よ・い・か・た・ち」の「ち」

ちいさなルールのつみかさね（小さなルールの積み重ね）

友だち遊びが一番むずかしい

　自閉症の子どもにとっては、人とやりとりをしながら、社会を

第2章　よいかたち──自閉症の子どもへの対応

わたりきる力をつけることがもっともむずかしいことです。

　乳児期・幼児期前期は、他人の存在がないが如くにしているかと思うと（7〜8ヶ月ごろ出てくる人見知りをまったくしない）、逆に、他人の存在に過敏に反応しひどく嫌がる（激しい人見知りが長く続く）こともあります。一人遊びを好み、遊びに手出しされるのを嫌がり、遊びを一緒に楽しむことを求めません。しかし、子どもの興味・関心に添ってかかわってやると、次第に、大人との遊びやかかわりを求めるようになります。年長の兄や姉がいれば、かれらがモデルになり同じ遊びをするようになります。ところが、同年齢の子どもとはかかわりをもちたがりません。かえって避けることすらあるのです。それでも、幼児期後半になる頃には、友だちに関心をもち、そばに行く姿がみられるようになります。しかし、そこで友だちとのやりとりを維持することはとてもむずかしいのです。

　子どもは喜ぶことをしてやれば大人とはかかわれるのに、どうして、友だちと遊ぼうをしないのか、遊べないのかと、大人は不思議に思います。そこで、大人は経験を重ねれば上手に遊ぶだろうと、積極的に子どもサークルに参加させたり、公園で友だちのそばに連れていったりします。ところが、子どもは友だち遊びには関心を示さず、ぐるぐると周辺を歩いているだけ。おまけに好きな玩具が目に入るとさっと取ってしまったり、友だちに近寄られるのが嫌で大声を出したりと、せっかくの大人の努力がむだになることがしばしばです。大人は疲れ切ってしまいます。どうして、友だち遊びがむずかしいのでしょうか。

相互的な社会関係における質的障害

「自閉症」という名前で、一番誤解されるのが、「人との接触を断って顔を伏せてすみでうずくまっている」、「人に顔を見せることもなくひきこもっている」というイメージです。現実の子どもたちの表情や行動はさまざまです。にこやかな表情、愛くるしい表情、凛とした顔立ち、おだやかな表情、すずやかな面立ち、あどけない表情など。また、パワフルな子、もの静かな子、ゆったりとした子など、子どもの持ち味もさまざまです。子どもは両親から受け継いだ顔立ちと気質にあふれています。「自閉症」ということばと、一見した子どもの姿が合わない印象を受けることはしばしばです。

それでは、なぜ、「自閉」なのでしょうか？

対人関係の本質は「やりとり」です。そこには自分と他者がいます。「やりとり」が障害されると、やりとりが成立・維持しにくくなります。その場に他者がいても、自分だけのやりとり（一人やりとり）の形になります。「自閉」とは「閉じこもっている」という意味ではなく、やりとりが自分の中で完結し「他者に開かれていない」という意味なのです。

やりとりの質的障害は、自閉症の基本的な3つ組み症状の一つです。

「だれにでも生物学的に用意されている、人々との情緒的接触を形成する能力を持ち合わせずこの世にうまれてきた」（Kanner,L., 1971, 十亀ら訳）、「他者との情緒的な対人関係を発展させるのに必要な、行為と反応の連動を司る素質的基盤の欠如」「間主観的社会経験を欠くこと」で、その結果、相手を「その人なりの感情や

思考、欲望、そして意図などをもつ存在として認識することができない」(Hobson,R.P., 1989, 野村訳)のです。近年では、自閉症では「心の理論が障害されている」(Bron-Cohen, S ほか, 1985, 門ほか訳)、つまり、他人の心の状態についての理論"＝考え"を持てないという説が一般的になりました。

自閉症の対人関係の質的障害は、対人関係の発達が遅れているとか、年齢よりも幼いとか、人間関係が苦手であるとはちがうのです。生来的に備わっている相手の心と自分の心との相互的、共感的な交流の基盤が障害されているのです。人と共感的にかかわりたい欲求が希薄であるため、相手の心を感知したり、それに感応したりすることがむずかしいのです。遊びをしてくれる人に寄っていく、自分の興味に関心を寄せる人に話しかける、あるいは、集団の中で安心するために抱っこやおんぶなどスキンシップを人に求めることはあっても、それらは自分の要求達成のためであることが多いのです。年齢が上がると趣味や共通話題を介して友だち関係を作ることができるようになります。それでも、その関係の中で、友だちと情緒的な親交を深め維持していくことは難しいのです。

大人や年長者は、自閉症の特質がわかれば、そのようなかかわりを受け入れて共感的に接することができるので、交流のかたちを維持してやることができます。一方、自閉症の子どもと同年齢の子どもは、対等にやりとり関係を持とうとします。自閉症の子どもの心に寄り添ってかかわることはしません。自閉症の子どもが友だち関係を作りにくい理由はそこにあるのです。

それでも社会の中で生きていくためのルール

　幼稚園、保育園、学校では、子どもは同年齢の子どもの中で生きていきます。そこでは社会的な力が求められます。着席すること、順番をまつこと、身の回りのことができること、先生の指示に従うこと、遊びのルールを覚えること、友だちと仲良く遊ぶことなど。そこには、数多くの「ルール」が存在します。

　自閉症の子どもにとっては、集団は情報量が多く混沌としたストレスフルな環境です。はじめての集団では、うろうろしたり、クラスから離れたり、すみっこに行ったり、落ち着かない状態になります。先生たちが安心させながら、また、活動のようすを分かりやすく知らせながらゆったりかかわるうちに、環境に慣れ、落ち着いていきます。子どもに分かりやすい方法で、クラスの活動の流れや内容を知らせましょう。「予告で見通し」や「言うより見せて」で説明したように、活動や生活習慣のスキルは視覚的な教材を用いると理解しやすくなります。挨拶することや、友だちとのかかわり方もルールとして、教えていきましょう。たとえば、友だちの使っているおもちゃを借りるときは「かして」と言う、遊びに入るときは「まぜて」と言うなど。

　かかわりのルールを一つひとつ丁寧に、辛抱強く教えていくことが大切です。その場で適切に振る舞ったり、ことばを使ったりすることが出来るようになるのは時間がかかります。でも、一度身につくと守ることができるので、周囲とかかわりやすくなります。教えていくとき、子どもの慣れのペースや過敏さを考慮せずにやると、うまくいかないときがあります。あくまでも、子どものペースに沿って進めることが大切です。

第2章　よいかたち——自閉症の子どもへの対応

「小さなルールの積み重ね」＜うまくいかなかった対応の例＞

■幼稚園年少組の男の子。入園当初はみんな落ち着かなかったが、一ヶ月経つと、みんなは落ち着いて、クラスの活動に参加するようになった。その子だけは相変わらず、集まりに入らずうろうろ状態だった。椅子にも座らず、すみっこでお気に入りの絵本をみていた。**先生はせめて椅子にだけは座らせようとし、無理矢理からだを抱えて座らせ、その子を動けないようにした。**その子は嫌がって逃れようとしたが、先生も必死になり、押さえ込んだ。その子は大泣きをしたが、先生は取り合わなかった。習慣づけが大切と、毎日毎日押さえて座らせた。そのうち、その子は登園を渋るようになった。

＜自閉症の子どもは、うろうろしていても周りのようすを見ています。集団活動の意味とルールを理解するまでは、時間がかかります。その間は無理強いをしないことです。「見る」ことも集団参加の一つのかたちと理解しましょう。とくに教えなくても、見ることや観察を通して、しらずしらずのうちに理解していくことがあります。＞

■のりものが大好きな保育園年中組の男の子。いつも車の玩具をめぐって友だちと大げんかをしていた。自分の触った車は、そのとき使っていなくても、友だちが触るのは許せなかった。友だちが触るのをみるときっとなって取り返しに行く。そのことで大騒ぎになった。**先生たちは、子ども同士のけんかには口を出さない方式。友だちにもまれて分かって行くだろうと見守っていた。**そのうちに、その子は友だちの姿を見ただけで、おもちゃを抱えて逃げて行き、近づいただけで友だちを押すようになった。

＜ルールを意図的に教えなくても、「もまれる」ことで社会性が伸びるのではないかという誤解があります。それはかえって自閉症の子どもの心を傷つけ、人への信頼感を失わせる結果につながります。友だちとのかかわりには、必ず、大人がさりげなく介在し、ときどき調整をはかりながら、ルールを教えていくことが大切です。＞

「小さなルールの積み重ね」＜うまくいった対応の例＞

■幼稚園年中組の男の子。同じクラスの女の子に関心をもちはじめた。女の子を見ると、からだをさわりに行った。女の子は嫌がった。そのうちに、その子は女の子の前にまわり、先生にいつもしてもらっているように、抱っこを求めるようになった。そこで、先生は**「抱っこは先生」と言って、女の子とは「握手でおしまい」と握手だけをさせ**、離すようにした。女の子にも「握手でおしまい」と言ってもらった。そのうちに、その子は、先生には「抱っこ」してもよいが、友だちには「握手」と、かかわり方を分けられるようになった。

＜自閉症の子どもは、肌の感触が好きなのか、女性や女児の腕や足などを触りにいくことがあります。相手が嫌がっていることを感知しにくいため、いくら注意しても繰り返すことがあります。その場合は対人距離の学習を入れていくことが必要になります。とくに、就学前までには、身体的な距離のとり方を場面に応じて教えていくことが必要です。「友だちのからだには触りません」と伝えるのではなく、「友だちとはこのぐらい（具体的に示す）離れてお話します」と適切な具体的な行動を教えていきます。＞

■小学校2年生の男児。「先生の話はしずかに聞く」「廊下は走らない」「友だちと仲良く遊ぶ」などのきまりを覚え、しっかりと守るようになった。ところが、まだ、それが身についていない友だちがいた。先生が話をしているとき話し出した友だちの口を突然押さえに行ったり、廊下を走る友だちを見ると脱兎の如く駆け寄って足に絡みついたり、言い争いをしている友だちをみると「けんかはしない」と言って友だちの顔を叩き、かえってトラブルを巻き起こした。そこで、先生は、「きまりを守れるよう頑張っている」友だちがいることを教え、**注意するのは先生の役割、ルールを守れない子を見たら、先生に伝えるように**話した。しばらくすると、そのような行動はしなくなった。

＜ルールの過剰な遵守はとくに学童以降の子どもにみられます。覚えて納得した

ルールや約束を守ることにこだわるのです。正義感の強い子、規律を守る子として尊敬をされる一方で、融通がきかない、石頭という評価を受けてしまいます。自分が守るだけでなく、友だちが守るのも当然と認識します。守れない友だちを見ると、いてもたってもいられません。行動はしないまでも、そのような子どもの姿を見るだけで、強いストレスを感じてしまいます。相手にもいろいろな事情や感情があることを察知すること（感情理解）がむずかしいので、ルールを守ることだけが絶対になるのです。守れない友だちのようすを否定的な表現ではない形で話し、子どもへの教育や対応の役割が大人にあることを伝えましょう。また、守りすぎて、子ども自身が苦しくなることもあります。基本は守るにしても、そうできないこともあること、そうできなくても自分を責めなくてよいことを話してやりましょう。ときには、「ま、いいか」とことばをかけてやってください。>

第3章　よいこせい
——アスペルガー症候群の子どもへの対応

　1944年、H. アスペルガーは「自閉的精神病質」という概念であらわされる子どもの障害を報告しました。

　それは、あるタイプの「パーソナリテイ障害」であり、「幼児期には簡単な実用的技能の習得と集団適応に困難があり、学童期には学習と社会行動の問題、青年期には就職と職業行動上の問題、そして成人期には対人関係と夫婦間のトラブル」（冨田訳）があると述べられています。その困難さは生涯にわたり続くものとされました。

　H. アスペルガーは、たんに後にアスペルガー症候群とよばれるようになった障害を最初に報告した人というだけではありません。彼は、障害を抱える子どもの治療教育に力を注ぎ、どのように接したらよいかを真剣に考えて、多くの示唆に富む発言を残しました。彼の真骨頂は、この点にあるといってもよいかもしれません。

　たとえば、子どもたちへの教育的アプローチとして、H. アスペルガーは、教師は「決して怒ってはならず」「教え方はクールで客観的な態度で」「指導には高度の努力と集中力を必要」「個人的要請としてではなく個人を超えた客観的法則として伝える」「ほんとうの理解と愛情を注ぎ、そして思いやりとユーモアまでも示せる」ことが不可欠であると語っています。

　子どもの頃は「最大級の問題」を抱えて、まわりの人に「言う

に言われぬ苦労」をかけるのです。しかし、子どものときからの「才能が命じてきた我が道」を行くことで「目を見張るまでに社会参加を遂げる」事実があることから、このような「献身的で愛情溢れる」教育的アプローチを受けることで、「発達と適応の可能性」がうまれることがあるとも述べています。

このような示唆は、現在、アスペルガー症候群と診断される子どもの対応に有効な基本指針であると考えます。

アスペルガー症候群の子どもは、診断前は、「わがまま」「自分勝手」な性格と思われがちです。「よくない性格」と決めつけられ、注意や叱責を浴びることが多いのです。しかし、決して「よくない性格」なのではありません。そうみえるのは、障害の特質と周囲の対応がうまく適合しない場合に生まれる現象なのです。子どもに適切な対応をすることで、子どもの特質を社会に容認されるようなよりよい方向へ導くことは大人の役割です。

その考えから、アスペルガー症候群の子どもへの基本対応を＜よいこせい＞としました。

「よ・い・こ・せ・い」の「よ」

> よこくであんしん（予告で安心）

自閉症の子どもの対応の「よ」は「予告で見通し」でした。アスペルガー症候群の子どもでは「予告で安心」です。似ている表現ですが、どうちがうのでしょうか。

第3章　よいこせい——アスペルガー症候群の子どもへの対応

気まぐれ？　気分やさん？

　アスペルガー症候群の子どもは、行事に喜んで参加するときと、参加を嫌がるときがあります。去年の生活発表会ではあんなにちゃんとやっていたのに、今年は参加を嫌がってしまう。また、参加すると決めたものの、だんだん渋りはじめ、とうとう当日はおなかが痛いと休んでしまう。逆に、学芸会の練習ではだれていたのに本番はしっかりと演じて拍手喝采を浴びる、そういうときもあります。楽しみにしていた遠足の日、集合時間に来たものの、集まっている人や大型バスを見たとたん固まって、具合がわるくなり、そのまま家に帰ってしまうこともあります。それでいながら、はじめてのサッカー観戦には喜んでついて行ったり、長いこと学校を休んでいたのに、修学旅行に突然参加したりと、はじめてのことにも行動を起こします。これらの行動は「気まぐれ」とか「気分次第で動く」という印象を与えてしまいます。

　どうしてこんなにムラがあるのでしょう？　まわりの人は悩んでしまいます。

　また、行事やこれからの予定を前もって言うとうまく行くこともあるし、逆に渋ることもあります。子どもに何も言わずに連れていった方がかえって楽しめて良かったという話を聞くことがあります。

　どうしてやったらよいのでしょう。まわりの人は迷い、気づかいで疲れてしまいます。

状況の読み取りの「ゆらぎ」から来る混乱と不安

　アスペルガー症候群の子どもは、まわりの状況をどのようにと

らえているのでしょうか。

H. アスペルガー（1944）の概念やことばを借りて解説します。

アスペルガー症候群の子どもには「経験の独自性」（周囲の物や出来事を、そのつど新しい角度から見る能力）があるのです。だれも気づかない視点に注目し、ほとんどの人が見過ごすような細部をとらえることができます。物や状況をそのつどの視点で感じ取ったり、読み取ったりするのです。いつもの状況をいつも同じように捉えるとは限らないのです。また、ほかの子どもはあまり自分を意識せずに共同体に組み込まれた一員として人とうまくかかわって生きて行くのに、アスペルガー症候群の子どもは自分自身を絶えず観察しているのです。同時に、周囲の人たちに対しても驚くほど正確で徹底した観察を行っているのです。それは「洞察の精神病質的明晰性」と呼ばれるものです。

そのような特質から、アスペルガー症候群の子どもは自分のことをよく分析して語り、他人をするどく見抜いて、まわりの人を驚かせることがあります。それにとどまれば、問題はありません。しかし、ときに、その洞察に、過去の記憶、知識、そして、想像が混入する場合があるのです。混入すると、洞察が展開して、独自の文脈が生まれます。

このように、アスペルガー症候群の子どもはつねに独自の経験と感覚で周囲をとらえ、その基準に基づいて行動しているのです。的確に状況を読み、適切に振舞うことがある一方で、出来事を過度に自分に関係づけたり、そこから想像を展開させすぎたり、記憶を混入させたりする結果、状況理解のゆらぎが起こるのです。ゆらぎが起こると、周囲の理解を超え、アスペルガー症候群の子

どもの行動は「気まぐれ」「自分勝手」なものとして映るのだと考えられます。

　また、感情面では「過敏さと甚だしい無感覚」との混在があるといわれています。状況によって、興奮、怒り、喜び、緊張、怖がり、不安、無頓着、無関心など、いろいろな感情状態が引きこされます。自分の要求や関心で自由に行動することが許容され、まわりがそれに合わせている環境では、子どもの心は安定しています。しかし、そうできない状況、あるいは、あらたな状況になると、独自の読みとりが起きやすくなります。それによる混乱から、興奮、緊張、不安、怖れなどの感情が湧き上るのです。目の前のことではなく、先のことを話されることでも同様のことが起こります。独自な読み取りが起こり、現実に行動がはじまる前に、不安や心配が先に立つのです。この先取り不安によって、ためらいや拒否が起きやすくなります。逆に、期待や楽しみが膨れすぎ、過剰に興奮が高まることがあります。ところが、現実が思い描いていた状況、期待していた状況と少しでもちがうと感じると、楽しみの感情が一転、怒りの感情に変わってしまうのです。

　このように、アスペルガー症候群の子どもの行動は、そのときどきで、自分がとらえたこと、思ったことが中心になり、それに伴い感情が大きくゆらぐのです。

正しい状況理解・安心感

　事前に客観的な状況を予告しておきましょう。できれば、詳しく説明しましょう。ここまでいわなくても普通はわかるはずと思わずに、丁寧に説明しておくことが必要です。

たとえば、風が吹いて家がかすかに揺れカタカタと音がするのにおびえるほど怖がる子どもに、台風の到来の前に、風が吹く意味は空気の流れであること、それが建物にぶつかって家を揺らすことなど、それで音が出るなど、「理屈で」説明しましょう。知的水準がさまざまな自閉症の子どもとちがって、アスペルガー症候群の子どもは知的理解が可能です。丁寧な状況の説明の予告で、安心して、先を見通すことができます。また、台風が進路を変えて到来しない場合があること、つまり、先々は状況が変わることがあることを付け加えることも大切です。というのも、予想していたことが来ない、というだけで新たな混乱を引き起こすからです。アスペルガー症候群の子どもでは、予告はたんにスケジュールの知識を与えるものではなく、不必要な不安や期待の拡大を起こさせないためでもあります。

　こうした特徴は、自閉症の子どもとは似ているようで非なる点かもしれません。自閉症の子どもへの対応が「予告で見通し」であるのに対して、アスペルガー症候群の子どもへの対応が「予告で安心」になるゆえんです。自閉症の子どもには「先が見えない」ことへの対応として「予告で見通し」、アスペルガー症状群の子どもには「先を独自に読む」ことへの対応として「予告で安心」ということになります。

　しかし、予告の説明だけでは不十分です。その状況になったときに、何をすればよいのか、どう振舞えばよいのかなど、そこでの具体的な「行動」を話してやることが大切です。たとえば、先の例の続きで、そのときは一緒にテレビの天気予報をみようねとか、好きな音楽を聴いてようねとか、お母さんのそばにいていい

よとか、お気に入りのぬいぐるみを持っているといいよとか。

　説明や予告が状況理解をもたらし、さらに具体的行動をいくつか呈示することで不安を減らすことができるのです。それでも、新しい状況や先のことに不安や緊張が高い場合には、安心できるもの（たとえば、お気に入りのマスコット、小さなぬいぐるみ、ハンカチなど）を持たせると、なお一層、安心して過ごすことができます。

「予告で安心」＜うまくいかなった対応の例＞

■保育園年長組の女の子。絵が上手で、文字の読み書きもでき知的能力が高い子。今日はだれもいないホールでの部屋で補助の先生とぬいぐるみを使って人形遊びを楽しんでいた。どんどんイメージが膨らみ、夢中になって遊んだ。そろそろ給食の時間。先生は予告するのを忘れていた。遊びの終わりを告げるがなかなか切り替わらない。「給食の時間だよ」と何度か言い、ホールの戸を開けると、やっと気持ちがクラスの方に向いた。クラスに行くと、もう給食がはじまっていた。それを見ると表情が固まった。その子なりの**給食の時間の流れのイメージがあって、もうはじまっている状況が受け入れられなかった**ようだった。その子はイライラした表情になり「どうして先に食べているの！！」とクラスの子どもたちに怒声を浴びせた。

＜状況を自分の文脈で読む傾向があるため、自分にとってそぐわない現実に怒りをもちやすいのです。予想される状況を、たとえば「みんなは給食を食べ始めているよ」と伝えておくとよかったでしょう。＞

■小学校4年生の男児。いつも、お兄さんとその友だちたちが相手になって公園でサッカーを楽しませていた。**ある日、お兄さんが用事で出かけることになった。「今日はね、別の人が来るからね」**と

本人に簡単に伝えた。そう言われて、少し不安を感じながら、公園に行くと、お兄さんはいなく、見知らぬお姉さんがいるではないか。それを見たとたん、本人はその状況に混乱し、おどおどしはじめ、「えー！どうしたの、お兄さん死んじゃったの？」と叫んだ。その混乱ぶりに、いつも一緒にサッカーをしているお兄さんの友だちたちは驚いてしまった。いつまでたっても落ち着かず、「帰りたい」と言うので、早々にサッカーを切り上げてしまった。

<兄は「自分は用事で行けないこと」、また、別の人という曖昧な言い方ではなく、「兄の友だちの女の人で名前は○○さんがかわりに来るよ」のように具体的に伝えるとよかったでしょう。>

■中学校1年生の女子生徒。知能が高いため、小学校時代はあまり勉強しなくてもよい成績だった。中学校に入ると勉強が目的になった。部活動（吹奏楽部）もレギュラーになるため一生懸命がんばった。先生も親も**「頑張ればきっとクラスで10番以内に入るよ。練習を頑張ればレギュラーになれるよ」と見通しを話したが、それは本人のやる気を起こさせるためと励ますためであった。**一学期は、良い成績をとり本人は満足だった。夏休みを過ぎると、勉強は格段に難しくなった。また、吹奏楽もメンバーが多かったのと、オーディションのとき緊張しすぎてうまく吹けなかったため、大会に出るレギュラーに選ばれなかった。本人は、番数が10番以下になったこと、レギュラーに選ばれなかったことが、受け入れられず、また、本人にきつくあたるクラスメートがレギュラーに選ばれてしまったことにショックを受け、深く落ち込んでしまった。

<安易な励ましは禁物です。期待感を持たせすぎると、そうならなかったときの落ち込みは激しいものになります。頑張ることに価値があり、結果はさまざまであることを常日頃伝えておきましょう。価値観の多様性を伝えることが大切です。>

第3章　よいこせい——アスペルガー症候群の子どもへの対応

「予告で安心」＜うまくいった対応の例＞

■幼稚園年中組の男の子。明日は交通安全教室の予定。先生はクラスのみんなに、「婦警さんが来ます。パトカーが来ます。信号も持ってきます。みんなで交通安全をおぼえましょう」と事前に伝えた。行事になると先取り不安があって休みがちになるその子に、先生は、**「青信号のときは歩きましょう。赤信号になったら、止まりましょう。パトカーには乗れません。見るだけです」など、その子を含めクラスの子どもたちがする行動を付け加えて、より詳しく話した。**当日、その子は渋ることなく登園。少し緊張したようすだったが、交通安全教室に参加することができた。

■保育園年長組の男の子。楽しいことが大好き。でも、小さい子にはやさしいときと強く出るときがあり、しばしばトラブルを起こしていた。今日はその子が楽しみにしている遠足。朝の集まりのときに、先生は**「バスにのります。小さな○○組さんも一緒のバスです。みんなはお兄さん、お姉さん組ですから小さい子にやさしくしましょうね」と、具体的な行動について話した。**その子は、バスの中では小さい子に親切だった。少々はしゃぎ過ぎではあったが、その子には楽しい遠足になった。

＜「お兄さん、お姉さん」「一番上のクラス」などと伝えると、自分の所属が「上」と感じ、それに見合った適切な行動をとれるときがあります。「下」の子どもにやさしくすることを意識できます。予告の仕方の一つの工夫です。＞

■小学校5年生の男の子。野外活動で宿泊することになった。はじめてのことで、行く前から、本人は先取り不安の状態だった。「行かない」と言った。しおりを見せ、野外活動の流れを確認させたが、不安は強いままだった。そこで、困ったときは先生のところに来ること、眠れないときは持参した気に入りのマスコットをパジャマのポケットに入れることなど、本人を安心させるようにした。それでも、いささか不安気だった。そこで、先生は、**活動の中に本人が得意な**

69

ものを入れることで、先に楽しい見通しを持たせる方法を考えた。バスにのっている時間に本人が好きなクイズ遊びを準備した。本人に司会の役を与えた。当日、バスの中で本人は、緊張しながらも司会をし、その後、楽しく野外活動に参加することができた。

＜先取り不安の対処のほかに、子どもが活躍できる、あるいは、力を発揮できる出番や役割を準備しましょう。参加意欲を高めることができます。他生徒とのバランスをみながら、そのような具体的な予告を考えましょう。＞

「よ・い・こ・せ・い」の「い」

いってみせて（言って見せて）

　自閉症の子どもへの対応は「言うより見せて」でした。アスペルガー症候群の子どもたちは、自閉症の場合にくらべて、ことばによるはたらきかけが有効です。それでも、ことばだけでは、望ましい行動につながらないことがあります。また、いったん始めた行動を維持させるだけの力を持たないことがあります。自閉症の子どもの場合と同様に、「見せる」という視覚的な手段で補強することも必要です。ですから「言って　見せて」です。

言ってもやらない・何度も言うと怒り出す

　幼児期早期に軽い遅れを示す例はありますが、アスペルガー症候群の子どもの言語発達は比較的良好です。幼児期早期からおしゃべりが好きで、むずかしいことばや大人びた表現を使って、まわりを感心させる子どももいます。当然、日常的なことばは理解できます。ところが、声がけしても、少しも動こうとしない、やろうとしないことがあります。ときには、声がけにまったく反

第3章　よいこせい――アスペルガー症候群の子どもへの対応

応しないこともあります。声がけを無視しているようにみえます。たとえば、「片付けしなさい」と言っても、遊びに没頭していて何の応答もない。「ほら、もう学校に行く時間だよ」とお母さんが繰り返し伝えても、テレビを見ていて動こうとしない。お母さんの声のボリュームが高くなると、子どもはイライラしはじめて、怒り出す。よいしつけをしようと、また、子どもが学校に遅れないようにと、子どものためを思って言ったのに、どうして、子どもは反抗するのだろう、怒るのだろう。お母さんはどっと疲れてしまいます。どうしてでしょうか。

「言われる」だけでは、状況を受け入れないことがある

　H. アスペルガーはこう指摘します。障害の本質は、「全体環境との生きた結びつきの障害」なのです。その結果、行動が「極端に自己中心的」なあらわれになります。自分の今の気持ちや興味が中心であり、大人や状況が要求するものや取り決めには応じにくいのです。また、ことばに含まれる大人の感情を察知しても、それに共感することが難しく、それに合わせた行動につながっていきにくいのです。

　もう一つ、障害の特徴として、H. アスペルガー自身も、指摘しているように、「注意」の問題があります。自分の関心があるものだけが注意の中心になってしまい、周囲が注意を向けるように求める刺激に対して、関心を持たないのです。それでも、注意の周辺部では、周囲の世界を認識しているのです。周囲を感知しながらもその状況に合わせて行動しようとしない状態といえるでしょう。「自己中心的な注意」と言い換えることができるかもし

れません。その結果、周囲の人間には、子どもの行動が「わかっているのにやらない」「言うことをきかない」と映ってしまうのです。

声がけはタイミングよく

では、アスペルガー症候群の子どもは、いつ何時でも声がけに応じないのでしょうか。そんなことはありません。関心のあることであれば、子どもは声がけにすみやかに応じますし、率先してやることもあります。

さほど関心のない日常的なことに関しては、声がけのタイミングが大切になります。H. アスペルガーが「拒絶的な会話は、早急に打ち切るだけで効果的」と指摘するように、「やる」「やらない」の言い争いは無益であり、早々におしまいにすることが大切です。大人は子どもに負けると沽券にかかわると、言い負かそうとします。激しいやりとりが展開されるだけです。結果、疲れ果てて一見屈したかのようにみえた子どもが次の日には同じことを繰り返す、そんな意味のないバトルが続きます。

子どものもつ特質を考えての声がけの工夫が必要になります。「矛盾しているように見えるかもしれませんが、この子どもたちは、拒絶的であると同時にとても暗示にかかりやすいのです」とH. アスペルガーは言います。「たとえば、フリッツが足し算に飽きて、『足し算はもうけっこう、足し算はもうけっこう』と唱えたときは、『そうね、足し算はもういいわね』と教師は答えて、同じように落ち着いた声で、『これはいくつ…?』と続けました」（富田訳）これは養育や保育の場面でもよくみられます。子ども

第3章　よいこせい――アスペルガー症候群の子どもへの対応

が拒否したとき、それを受け入れ、少しの間をおいて、タイミングよく、指示を出すと応じることがあります。子どもには声がけを受け入れやすくなる瞬間があるのかもしれません。そのタイミングで声がけすれば、応じることができるのです。ただ、その際に指示のことばには工夫が必要です。「〜をしなさい」「〜をしなければならない」というような直接的な指示や命令のことばではなく、「これはどこにおくの？」「どれからやるの？」と、子どもが主体的に決められる声がけにする方が効果的です。

「見る」ことで状況を受け入れる・確認する

　子どもが自分の興味に注意が向いているときの声がけは、それを「必要」と感じて行動に移すレベルまでは、子どもの中には入っていないかもしれません。

　声がけだけでなく、「見せる」ことも大切です。自閉症の子どもへの対応の場合と同じように、視覚的なもの（現物、書いたもの、絵カードやスケジュール表、ルール表など）も見せましょう。声がけを受けつけなくとも、視覚物が呈示されると、あらたな情報として注意が向き、受け入れることがあります。

　また、「見る」ことの効果はほかにもあります。ことばの理解力がある一定水準に保たれているので、注意がしっかりと向いているときは、正確に意図を汲み取ることはできます。しかし、「予告で安心」の項目にある通り、経験や知識が混入すると、あるいは、聞く耳をもたない状態では、言われたことを正確に受けとめるとは限りません。自分の文脈での解釈となり、まわりとかみ合わなくなって、混乱を引き起こす結果になります。そのよう

なときに、紙に書いて知らせる、物を見せるなど、視覚的に示すことで、こちらの意図や状況をある程度正確に受けとめさせることが可能になります。

「言って見せて」＜うまくいかなかった対応の例＞

■幼稚園年長組の男の子。一週間に一度のリズム体操の日。朝の集まりの際、先生が今日の体操の内容を話した。その子は、窓の外の雲の流れに見入っていた。**話を聞いていなかったと思った先生**は、その子に「今日は何をするんだっけ？」と質問した。すると、「ジャンプとギャロップと側転！」ときちんと答えた。でも、いざとなると、ホールには行こうとしない。自分のロッカーからお絵かき帳を出して、虹や雲の絵を描き始めた。先生は、その子が**なまけようとしていると思って、ホールに行くことを強く促した。**それでも、その子は「疲れているから」とか「足が痛いから」とかの理由をあげて、行こうとしない。先生から見ると、血色もいいし、普通に歩いている。**怒りがこみ上げた先生はきつく注意をし、有無を言わさずからだを引きずって行こうとした。**その子は大声を出して嫌がった。それをきっかけにイライラした状態が一日中続いた。

＜まずは、注目させ、リズム体操の順番を絵に描いて示すとよかったでしょう。気持ちが別のものに向いているときは、声がけの内容がわかったにしても、意欲までにはつながりません。視覚的に提示すると子どもには新たな情報として入り、集団活動の意欲につながることがあります。また、少し間をおいて、タイミングよく、たとえば「今日はどの体操を頑張ってみる？」など、主体性に訴える声がけをかけてやるのも方法です。それでも動かないときは、「ホールで待っているよ」と言い残し、子どもからの動きを見守ることになります。子どもからの主体的な動きを待つのも大切な対応の一つです。何度も言い聞かせたり、何度もスケジュールを示したり、力づくで従わせたりするのは、効果がないどころか、子どもに強いストレスを与えます。＞

■小学校３年生の男児。休み時間、みんなとトランプゲームをやり

たいと先生に申し出た。**先生はゲームの説明をした。ことばで説明したあと、本人にことばで確認させると、きちんとルールを理解していた。先生は大丈夫だと思って、他の生徒を集めてやらせることにした。**はじめは、ルール通りにやっていたが、自分が勝つように突然ルールを変えた。みんなは怒り出した。責められた本人は、大声を出し、机の上のカード全部をぐしゃぐしゃにしてしまった。

＜ゲームをやっているうちに、勝ちたい気持ちになり、自分が勝つようにルールを変えることはよくあります。ルールは紙に書いて示しましょう。あるいは、ルールの本を手元においておきましょう。ときどき、それを見せることで、ルールを意識し、ゲームを続けることがある程度できます。また、「負けてもルールを守れる人はえらい」と勝ち負けとはちがった価値観を話してやることです。それによって「ルールを変えても勝ちたい」気持ちを軽減させることは、ある程度可能です。そのような配慮があっても、ゲームが台無しになることもあるでしょう。それでも、書いたものを見たことは、後々ルールを守る下地となります。ただし、大人が相手になるときは「特別ルール」として許容し、たまには勝利の気持ちを満たしてやることもよいでしょう。特別な「勝ち」を十分満たしてやると、子ども同士のゲームではルールを守ろうと努力することがあります。＞

「言って見せて」＜うまくいった対応の例＞

■幼稚園年長組の女の子。夏のお楽しみ会のおみこしかつぎは、昨年は出来なかった。意欲や関心をもてなかったし、また、人ごみに酔ったようで具合を悪くしたからだった。今年は、行事を何回か経験したので、参加できそうだった。おみこしかつぎに意欲をもたせ、やり方を知らせるのに、先生は**声がけや説明だけでは不十分と考え、おみこしの絵を描いて、当日の役割やかつぎ方を知らせ、**「みこしをかついでみる？」「それとも、タイコを叩いてみる？」「みこしのどこを持ちたいかな？」などとその子と話しあった。絵を見たことで、お祭りのイメージを確認でき、役割を自分で決めることができた。練習では、タイコ叩きに楽しく取り組むことができた。当日は、やはり大勢の人々の動きに少し混乱したが、おみこしパレードではタイコを元気に叩いて歩いた。参観していたお母さん

にほめられ、その子は嬉しい気持ちになった。

<自閉症の子どもが集団刺激への嫌悪の閾値が低いことは前章で触れましたが、アスペルガー症候群の子どもも集団刺激を嫌がる場合があります。同じ行動でも同じ理由とは限りません。自閉症が刺激量の過剰さへの反応である一方、アスペルガー症候群は刺激の質への反応の可能性があります。視覚情報の認知(とくに視空間認知)に歪みがあると、大勢の人がいる光景や特定の条件の空間を独自の感性でとらえて不安・恐怖が増すのではないかと考えられます。そのような状況でも、やるべき具体的な行動をことばと絵でしっかりと伝えると、その部分だけは安心してやりこなすことができます。>

■保育園年長組の男の子。リズム運動の時間。気が向かないとやらないことが多かった。そこで、担当の先生が、他のクラスの子どもの動きを「お手々がピッとしてかっこいいね」「空をかっこよく飛んでいるヒコウキのようだね」などと、**ことばで説明しながら、実際、その動きをやってみせた**。すると、その子の目は先生の動きにさっと向いた。その後、クラスの番になったとき、その子はかっこよくできるように意識してリズム運動をした。そして、先生に「かっこよかった?」と聞きにきた。そのうちリズム運動はその子のお気に入りの活動の一つになった。

<「かっこいい」「すてきだね」のような自尊心に訴える声がけが効果的であることは、自己中心性の特質と関連します。ほめられること、みとめられることは意欲を高めます。意欲はさらに、よく聞き、よく見、よく学ぶことにつながります。ただ、「いちばん」「りっぱ」「すごい」など高い評価をイメージさせるほめことばは、自己像を肥大させてしまうことにつながります。控えましょう。ほめるときは、「〜〜がよかったね」「このやり方がうまくいったね」「〜がかっこよかったね」のように具体的にほめることが大切です。とくに、年長になれば、うまくいった点を指摘し、ほめるよりはみとめてやるやり方が合っています。また、アスペルガー症候群の中には、動作模倣が苦手な子どもがいます。相手の動きを見て、それと同じように、自分のからだを動かすことがうまく出来ないのです。身体図式の発達の問題や協調運動のよわさなどが想定されます。その際、運動にことばでイメージを付加すると、それが手がかりとなり、うまく出来ることがあります。>

■保育園年長組の女の子。給食の時間、食べているうちに、姿勢が崩れて、左手がテーブルの下に下がったり、ひじをついたりする。その上、箸を上手に使えないこともあって、食べこぼしが多い。ときどき、ぼーっと自分の世界に入るので、よけいにこぼれてしまう。先生は、その子の抱える発達の課題を理解していたが、他の子どもがそのことで、その子を嫌がりはじめたので、マナーを教える対応をはじめた。まず、教室の壁に、はしのもち方、食べ物の栄養、食べる姿勢、両手の使い方の絵を貼った。先生は、食事の前に、全員に絵の説明をした。その子は、他の子どもたちと同じように、背筋をのばして「いただきます」の挨拶をした。最初は意識して食べていても、姿勢を維持するのは難しく、すぐにもとの姿になった。すぐに改善するのは難しいと考えていた先生は、指導によって給食が苦痛にならないよう配慮しながら、ときどき、**絵を見せて意識させる**程度にした。また、絵を示すだけではなく、「お皿には手を添えます」「げっぷのときは口に手を」「ごはんとおかずはかわりばんこ」などと、注意するのではなく、具体的な行動をわかりやすい表現で伝えていった。それでも、相変わらず、姿勢が悪く、食べこぼしも続いた。給食の保育参観があった。いつもとはちがい、その子は姿勢よく食べ、こぼしも少なく、完食した。お母さんや先生は驚いた。いつの間にか、マナーを実行する力がついていた。つぎの日は、いつもの給食。ふたたび、もとの姿になったが、その子が意識し集中すれば、マナーを実践できることが確認できたことで、負担がかからないやり方でマナーを伝えていくことの大切さを先生は実感した。

<語呂の良いことばや文は覚えやすく、ふとした瞬間に思い出しやすく、それによって望ましい行動をすることができる場合があります。たとえば、ソーシャルスキルの絵本（仁平，2012）で「イライラしたらしんこきゅう」というフレーズを覚えた年長組の子どもが、「イライラしたらしんこきゅう」と言いながら深呼吸をし、気持ちを治めたことがあります。道路に飛び出す子どもに「危ないよ！」「だめ！」と言っても聞かず繰り返したとき、お母さんがとっさに「飛び出し禁止！」と交通標語を使ったら、行動にブレーキがかかった例があります。

その繰り返しの中で、自分から「飛び出し禁止だよね」と言うようになり、マナーのことばから行動を少しずつ意識してコントロールしていきました。また、その場で言うことを聞かないから、何も覚えていないということではありません。大人が教えたことや自分で見て聞いて覚えたことが、あとになって役に立つこともあるのです。>

■小学校5年生の男児。学習発表会で司会をすることになった。はりきっていた。先生は各学年の発表の順だけを書いた紙を渡し、発表会の流れをことばで説明した。**勉強がよくできるので本人はことばだけで理解できると先生は思った。しかし、練習の段階で、会次第の順番を間違え、紹介のことばはまとまらず、焦れば焦るほど、どんどんはずれていってしまった。そこで、先生は、紙に会の次第を詳しく書き、それを見せながら説明をし、また、紹介のセリフを紙に書かせた。**それがあって、当日はきちんと役割を果たすことができた。

<アスペルガー症候群の子どもは、概して、時間・空間の認識のよわさが目立ちます。街を歩いているとき地図を見ても自分の位置が分からなくなったり、時間をうまく組立てられなかったりします。スケジュール管理が苦手といわれています。また、言われたことをその場で記憶(「短期記憶」)するのが苦手な場合は、話をよく聞けないことがあります。そんなときは、何度も「え?」と聞き返します。組み立てや手順の理解を含む活動には、ことばで説明するほかに、紙面に書き、それを手元に置かせる対応をしましょう。安心して、活動に取り組むことができます。>

「よ・い・こ・せ・い」の「こ」

こだわるしゅみはとくぎにかえる
(こだわる趣味は特技にかえる)

まるで専門家のような・みんなが驚く能力

アスペルガー症候群の子どもは、好きな趣味や興味に没頭する傾向を強くもっています。幼児期はその傾向は顕著ではありませ

んが、ときどき、虫探しに夢中になったり、戦隊物のキャラクターになりきったり、童話のファンタジーに没入したりする姿がみられます。児童期以降になると、その傾向が顕著になっていきます。サッカーチーム、アニメのキャラクター、お笑い番組、ファッション、タレント、武器などの情報を集める、小動物の飼育、植物の栽培、鉱石の採集加工に没頭する、ヨーヨー遊び、プラモデル作り、イラスト、占い、漫画・小説・詩の創作などにはまる、そんな姿がみられます。その話題にふれるやいなや、とめどなく、溢れるように話します。「そんなことまで知っているの！」と、まわりが驚嘆するぐらい、詳しい情報をもっていることが少なくありません。しかも、たんに、情報や物を収集するだけに留まりません。とことん追求するので、行動がはみ出してしまうことがあります。

たとえば、あるキャラクターのカードの種類に精通し、レアカードを手に入れるまで買いあさり、お小遣いを使い果たしてしまった。通学路で見かけた虫や小動物を追いかけているうちに、遅刻してしまった。

趣味や興味への没頭、それ自体はなんらやめさせる類のものではありません。ただ、没入の仕方が、まわりが対応に困るほどに膨れ上がることがあるのです。過ぎるのです。まわりがそれをどれほど許容するかが大きな課題として持ち上がります。

狭く限られた領域への関心のふくらみ

H. アスペルガー（1944）は、報告した症例には非常に狭くて限られた孤立した特殊領域が肥大している可能性があることを指摘

しています。自然科学に無類の興味、宇宙船に類するような空想的発明や複雑な機械装置についての知識、さらに、芸術的趣味の成熟など。ICD-10 のアスペルガー症候群の診断基準には、「度はずれて限定された興味を示す」とあります。

　自閉症と同じように「こだわり」ということばで言い表していますが、アスペルガー症候群の子どもの「こだわり」は少し意味が異なります。自閉症の子どもでみられるような「常同的・反復的な奇異な運動」や、「遊具の一部や機能とは関わりのない要素」へのこだわりはまれであり（ICD-10）、一つのテーマ（たとえば、歴史、アニメ、虫の飼育など）への熱中が多いのです。しかも、この興味対象への没入は狭く深いものになるという特徴をもっています。そのテーマに関する情報をとことん集めたり、実行に移したりするのです。

　さらに、思考やイメージが展開しやすい特質があることから（Ghaziuddin, M 他、1995, Nihei,S & Nihei,Y, 2008）、狭い領域の中で関連事象への拡がりもみせるのです。また、独自の視点をもちやすい特質から、オリジナルの発想や新たな視点を見つけることもあるのです。このように、アスペルガー症候群のこだわりは単なる知識の集積にとどまりません。この特質が社会的に容認される内容になるのか、あるいは、容認されにくい内容になるのかという悩ましい現実があります。容認されにくいこだわりは止めなければなりません。一方で、容認されるこだわりを得意分野や特技へ導いてやる必要があります。まわりの大人はその大きな役割を担っているのです。

第3章　よいこせい——アスペルガー症候群の子どもへの対応

「こだわり」の生かし方

　こだわりは、なくした方が子どものためでしょうか。

　決して、そうではありません。H. アスペルガーは、知的な問題がない限り、その道のエキスパートになり、高度の専門教育を必要とする職業で、成功をおさめることもあることを示唆しています。H. アスペルガーは少年期から成人期まで見守った例をあげています。「必要なあらゆる知識は大人にしつこく質問して手に入れ、その後は自分で考えました。2歳のとき、母親が砂場で、三角形、四角形、そして五角形を描かされました。そして、その後に、彼が自分で棒を持ち、直線を描いて『これは二角形？』、次に点を描くと、『こっちは一角形』と言ったのです。（中略）中学では、数学の専門知識はすでに抽象度の最も高い領域まで達していて、教師を仰天させました。この桁外れの才能のおかげで、ほかで手に負えない行動とか落第科目があっても、どうにか留年せずに進級でき、大学入試を受けられました。（中略）彼は理論天文学を専攻して、ニュートンの著作に数学的誤りがあるのを立証しました。（中略）異例の短期間で天文学科の助教授になり、彼は教授資格を申請するまでになったのです」（冨田訳）。T. アトウッド（Attwood,T., 1998, 冨田ら訳）も「科学への興味は、大学の資格や専門職につなげられる」可能性があり、「かれらの性質をもっと評価し、発展させれば、この社会はより大きな恩恵をうける」という考えを打ち出しています。「こだわり」を将来の自立に向けて生かせるのには、大人の理解と導き方が重要になります。

　アスペルガー症候群の子どもたちは知能に遅れがないといって

も、知能水準には幅があります。専門職につけるぐらいの知能水準のある子どもばかりとは限りません。また、学習の障害を伴うことがあることを、H.アスペルガーがすでに事例エルンストのところ（とくに「書くのは、たいへん苦手」）で指摘しています。学習障害を伴っているアスペルガー症候群の子どもに出会うことはめずらしいことではありません。そのために、学校の教科学習の中で興味・関心を発展させ、得意分野までもっていくことは、その特質や学習能力との関連で、そう簡単なことではないのです。また、教師が教える正規のやり方ではなく、自分なりの独特のやり方にこだわる結果、一時期すばらしいひらめきと賞賛されても、現行の教育では学習成果は低くなる場合があるのです。どちらかといえば、学校の学習外の趣味や興味を膨らませ展開しているのが現実でしょう。

　学校の教育の中で「こだわり」を活かす方向を考えましょう。子どものこだわりを得意な分野（たとえば、生物、歴史、美術、国語、数学など）として、それ相応の評価をしてやることです。それは周囲が子どものイメージを好転させるきっかけにもなりますし、それによって子どもの自尊感情が高まることにもなります。もちろん、そのことが、将来、身を立てるほどの得意分野や特技に直結するとは限りませんが、適切な評価を常に受けることが、人からみとめられる興味・関心を持ち続ける意欲を高める結果につながるのです。

第3章　よいこせい――アスペルガー症候群の子どもへの対応

「こだわる趣味は特技に変える」＜うまくいかなかった対応の例＞

■中学校2年生の男子生徒。ラジコンカーに強い興味があった。学校から帰ると、ラジコンカーの雑誌を読み、小遣いを貯めて買った部品を夢中になって組み立てていた。アレンジや改造を加え、新しいタイプのラジコンカーを作るほどの腕前だった。勉強もせずに、夜遅くまでやっていた。試験前でも宿題があっても夢中になってやっていた。お母さんは、こだわるのは仕方がないと思い、黙って見守っていたが、それも我慢の限界。**ある日、お母さんはイライラして、いつになく「勉強しないで、ラジコンばっかり！　勉強しなさい！！」と強く言った**。本人はカッとなって、手当たり次第にその辺にあるものを投げつけた。しばらくの間、部屋に閉じこもり、お母さんと口をきかなくなった。そのようなやりとりが繰り返されるうちに次第にラジコンカーに興味を失い、テレビゲームに没頭する時間が増えていった。

＜将来に生かせる類の趣味はみとめることが大切です。今やらなければならない勉強については、子どもの意思に任せたほうがよいでしょう。いつもとは限りませんが、自分が必要と強く感じると自分から勉強することがあるのです。それよりも、自分の興味を否定されると強い反応がおこります。趣味自体に関心を失いかねません。親には葛藤があります。学校の成績で進路が決まるので、教科の勉強をしないことが子どもに不利益になることを心配するのです。現行の教育システムでは、そのような悩みは解消されないでしょう。アスペルガー症候群の子どもの能力を生かす特別支援のシステムが新たに検討されることが望まれるところです。＞

■保育園の年長の男の子。戦隊物の遊びに熱中。正義のキャラクターや怪獣のキャラクターに詳しい。ふっとした瞬間にファンタジーに没入してしまう。そうなると、なりきって、ポーズをとり、友だちに戦いをしかけていく。イメージがどんどん湧いて、なかなか終わらない。**先生は、その子の行動をやめさせたくて、その子がファンタジーに入る度にきつく注意した**。まわりの子どもは、その子が注意ばかりされるので、困った○○くんと云わんばかり、「先

生、またやっているよ」と伝えたり、その子と遊ぶことを避けるようになった。一緒に遊んでいた友だちが遊んでくれなくなって、その子はイライラが募り、通りすがりに友だちを叩いたり押したりすることが増えていった。

＜他の子どもに影響がない限り、ファンタジー遊びはみとめてやりましょう。ファンタジーが展開しすぎたときは、工夫した介入が必要です。「お水飲む？」など生理的な状態に訴える声がけをして、現実に戻らせるようにします。「止めなさい」という直接的な声がけは入りにくいものです。全く、別の角度からの声がけが有効なときもあります。たとえば、「○のお手伝いをしてくれるかな」「庭にトンボが飛んでいるよ」などと声をかける。また、他の子どもが叱られてばかりいる悪い子のイメージで子どもを見ないように、戦隊物のキャラクターに詳しい子どもとして一目置かせるような対応をすることが大切です。＞

「こだわる趣味は特技に変える」＜うまくいった対応の例＞

■幼稚園の年長組の女の子。女の子の絵を描くのが大好き。友だちや大人が描くのを見て描いているうちに、どんどん上手になった。そのうち、買い物先で目にふれた可愛いコスチュームの店員さんや絵本で見たおとぎ話のお姫様などを、自分の感性で細かく描くようになった。年齢以上のすばらしい絵だった。しかし、園の生活はうまくいかなかった。年少組の園児を自分の遊びに巻き込み仕切って遊ぶのに、同年齢のクラスの子どもとは、肝心な場面で自分の要求や意思をことばで表現できず、暴言を吐き、ちょっとしたことで大泣きをした。まわりの子どもはその子に少し距離を置くようになっていた。「○ちゃんとは遊ばない。だってすぐ怒るし、泣くんだもん」。そこで、**先生は仲立ちの接点をその子の得意なお絵かきにすることにした。ただ、絵をほめて一目置かせる対応ではなく、行事の飾りつけの製作に、その子をリーダーにし、他の子どもに描き方を教える役割を与えた。その子の絵の能力が発揮できる場面を設定したのだ。**その子は気持ちが安定し、他の子どもたちからも少しずつみとめられるようになっていった。それでも、自分の思う通りに

仕切りたく、軽いトラブルが発生したが、先生はそのような場面をその子が人とのかかわり方を学ぶ、自分の気持ちをコントロールする場面と位置づけた。見事な飾りつけが完成した。その子はますます絵を描くことに熱中し、想像画の絵のコンクールで賞をとるまでになった。

■中学校2年生の女子生徒。ある漫画のキャラクターが大好きだった。テレビのアニメ番組にもなっていて、どんなことがあってもかかさず見ていた。ストーリーは完全にわかっていたし、その作者のプロフィールまで熟知していた。学校場面では、本人は学年にそぐわない言動が多かったため、いじめられたり、からかわれたりした。被害的な気持ちになることが多く、ちょっとしたことで大泣きし、わめきたてることがあった。たまたま、その作者の生い立ちを知った本人は自分の経験と似ていると感じ、ますます好きになっていった。そこで、**先生は、周囲から敬遠されがちでみんなを敵だと思いこんでいる不信感いっぱいの本人がクラスの中でみとめられる存在になればと思い、学習発表会に得意なパソコンをつかって、その漫画と作者についてまとめ発表してはどうかと提案した。**漫画家の人生に自分を重ね合わせていた本人は提案を喜び、迷ったときは先生の手助けを得ながら見事にまとめ上げ発表した。その後、本人に対するクラスメートの見方が変わった。クラスメートとの関係は好転し、修学旅行に楽しく参加できるほどになった。

「よ・い・こ・せ・い」の「せ」

せっきょうせずにルールのせつめい
　　（説教せずにルールの説明）

教えても教えても

　アスペルガー症候群の子どもは、自分の関心やそのときの気持

ちで動くことが多いため、周囲とよくぶつかります。友だちが使っている玩具を急に取り上げたり、切り紙の活動をしているとき、たまたま目の前にあった女の子の髪をはさみで切ったり、通りすがりに友だちを叩いたり、避難訓練で消防署員が説明しているのに急に質問をはじめたりします。注意しても同じことを繰り返すときは、大人は真剣になって説教をします。大人の気迫あふれる説教に、子どもは「わかった」と返事をします。でも、似たような状況になると、同じことを繰り返します。説教される回数が増えていきます。しかし、子どもは説教されればされるほど、かえって反発して、最後には聴く耳をもたなくなります。こんなに心をこめて伝えても、どうして分かってもらえないのだろう、どうして繰り返してしまうのだろう、大人はためいきをついてしまいます。

共感するのが難しい

　子どもは、善悪や道徳など、社会生活の基本的なルールを年齢があがるとともに、経験や教育を通してすんなりと身につけていきます。それが可能なのは、生まれながらにして備わった共感性があるためと考えられます。診断基準（ICD-10）の「A　社会的相互関係における質的異常があること」の項目に、「喜び、興味、達成感を<u>他人と分かち合うことがない</u>」「<u>社会的・情緒的な相互性が欠如</u>」があります。これは、アスペルガー症候群の子どもに感情がない、人の感情がわからないという意味ではありません。むしろ、感情はそのときどきで強く溢れ出るのです。ペットにとてつもなく優しかったり、お母さんと離れるとき心の底から

泣き悲しんだり、知らない人に親しげに話しかけたり、人並み以上に怖がったりします。また、自分に対する相手の感情をするどく察します。H. アスペルガーも「誰が自分に好意をもち、誰がそうでないかを、表面では無関心を装っているときでさえ判っています」と述べています。

では、どうして共感できないのでしょうか？「極端な自己中心性」の特質が、共感という人と人との間の自然で本能的な心のはたらきをゆがめている可能性があります。相手の感情を察しても、自分の感情が中心になるのです。そうなると、相手との関係の中で、感情は複雑な出方になります。相手の感情が自分と同じでむしろ心地よいと感じるとその限りで共感が生まれます。相手の感情が自分に強く迫ってくると感じると拒絶の心が生まれます。H. アスペルガーが語っているように「人に優しくされたときには、反感を抱くことが多い」ことが起こるのです。必死にわからせようと子どもの心に訴えても、大人の思いが子どもの心に浸透しないばかりか、反発心をあおる結果になるのです。説教は無益な努力に終わります。

説教の効果がないばかりではありません。ときには、逆効果になります。大人の熱意そのものが自分を全面否定しているような響きにきこえてしまい、「なんで自分ばかり!!」「どうせぼくなんか!!」と暴発することがあります。「そういうつもりで言っていないよ」と伝えても、もう聴く耳をもちません。暴発しないまでも、心の中に大きなストレスのかたまりを残します。その結果、大人への不信感を強めます。一度生まれた不信感は消えにくく記憶に強く残っていきます。

このような自分に向けられる強い指示や説教を無条件に受けつけにくい傾向は、この障害の対人関係における自己中心性と一方性という特質のあらわれですが、対応する大人は大きな試練を経験することになります。

ルールとして示す

　人と人とのやりとりのルールや善悪・道徳規範を学習させるためにはどうしたらよいのでしょうか。子どものことを思って愛情や熱意で教えることの難しさは先に述べた通りです。では、具体的にはどのような方法があるのでしょうか。

　H. アスペルガーは、こう述べています。

> 「どのような教育的処置もそれを個人的要請としてではなく、個人を超えた客観的法則として伝えることです」

　子どもがよくないことをしたから、その子を注意する、その子を諭すという一般的な文脈では、自分が責められている、攻撃されていると感じてしまいます。あくまでも、誰もが守るルール、一般的な約束事として、示していくことが大切なのです。それは、食事の前には「いただきます」と挨拶すると同じように、決まったこと、誰もがすることとして教えていくことになります。

　しかし、そのような教え方ですぐに身につくでしょうか。いいえ、実際は、なかなかむずかしいのです。自分のそのときの気持ちや要求が状況に関係なく即行動として出てしまうので、ルールとして教えられていても守れないことがあります。しかし、ルー

ルは時間をかけて確実に子どもの中に入っていきます。ルールを守れたときの子どもへの賞賛が功を奏することもあります。アスペルガー症候群の子どもは、まわりの人の賞賛には敏感です。自己優位の感情が満たされるからでしょう。

　ルールが守れたときは、おおいにみとめましょう。また、教育的配慮として、あらかじめその場でのルールをきちんと知らせておき、のぞましい言動を意識しやすくしておくことも大切です。ルールブックやマナー本をつねに本棚やテーブルの上におき、自然に読む機会を与えたり、何かの折に確認させたりする工夫もよいでしょう。「言って　見せて」の項目にあったように、ことばで教えるだけでなく、本などでルールを視覚的に学ぶこと、しかも、自ら本を読むことで学ぶことは、確実に習得する方法になりうると考えられます。もちろん、習得したルールやマナーをいつも実践できるわけではありません。ただ、無理なく覚えたものは必要なときに役に立ちます。思わぬところで、子どもは適切に振舞うことがあるのです。

「説教せずにルールの説明」＜うまくいかなかった対応の例＞

■幼稚園年長組の男の子。生き物が大好き。幼稚園で飼っているザリガニや金魚、カブトムシに興味をもっていた。ただ、それらをつかむとき、力の加減ができずにギュッと力を入れてしまうので、カブトムシの足が取れたことがあった。金魚は見るだけでは飽きたらず、水槽の中に手を入れて、金魚を取ろうとした。先生が何度注意しても繰り返した。そこで、先生は、ギュッと掴んだら生き物は死んでしまうこと、金魚は水からでると死んでしまうこと、他の子はそんなことをしないこと、そんなことをする○○くんはいけないこ

となどを、**こんこんと諭した**。その子は、視線をあちこちに泳がせながら、聞いていた。先生の「わかった?!」ということばに、その子は「わかった」と返事をした。ところが、さわりたい気持ちは収まらず、その行動は繰り返された。**その都度、先生は説教を繰り返した。**そのうちに、その子は、そういう場面でなくても、先生がその子に顔を向けただけで、落ち着かなくなり、声をかけると「ワー」と騒ぐようになった。

<「金魚は見るだけ」と絵や文を書いて、金魚の水槽の前に置きましょう。クラスにもルールとして話をしておきましょう。それでも金魚を取ろうしたら「金魚は見るだけ」と声をかけましょう。>

■小学校5年生の女児。女子グループができる学年。はじめは、仲良しの子どもがいるグループに入っていたが、いつの間にか外れてしまった。ある日、グループの一人の女の子のところに行き、いきなり女の子のノートを取り上げて床に投げつけた。びっくりした女の子は「何するの！」と叫び、けんかになってしまった。先生が仲裁に入り、本人に理由をきいた。落ち着いてから、本人は「自分のノートがなくなったこと、グループのメンバーだった女の子は自分の仲良しの子を取ってしまった、席の場所が一番近い女の子が友だちを取ったように、ノートも取ってしまったと思う。女の子は自分のノートに手が届くところに座っているから。だから、女の子のノートを投げて仕返しした」という内容を途切れ途切れに話した。それは本人の思いちがいであった。**先生は本人がどんなにか相手に悪いことをしたかこんこんと説教をした。**そして、女の子に謝るよう促した。自分が責められるだけの説教に耐えるだけでも精一杯だったのに、クラスの他の子どももいる中で女の子に謝らなければならなかった。やっとの思いで小さい声で「ごめんなさい」と言ったが、次の日から学校を休むようになった。

<アスペルガー症候群の場合、想像が事実と混同されることがあります。それは、思いちがい、記憶ちがいという形であらわれます。ことによっては、まわりから

「うそ」「ごまかし」と言われることもあります。そのようなとき説教されると、子どもは無条件に否定されたとより強く感じてしまいます。「そう思ったんだね」といったん受けとめてから、友だちとのかかわりを整理してやりましょう。まずは、事実ではなくそのときの子どもの気持ちを受けとめてやることが、かかわりのルールを教えていく基本となります。「思いちがい」を強く訂正する説教は、とくに慎重でなければなりません。事実を伝えることは必要ですが、それを指摘しすぎると、新たな反発が生まれます。また、とことん事実を突きつけられると、余計に「思いちがい」に固執し、それを指摘した人への否定的な感情を増幅させてしまうことがあります。一度、冷静に事実を話すだけでよいです。記憶の片隅に残り、あとで認めることがあります。そのあとは、「友だちと仲良くしていたかったんだね。そのときは物にあたらないで、気持ちを話してみるとうまくいくものですよ。どうしてよいか分からないとき、先生のところに来て相談しましょう。困ったときはみんなそうするものです」のような、一般的な誰でもやる行動として、伝えましょう。もちろん、相手の女の子への対応も個別に必要です。いやな思いをしたことを共感した上で、その子が思いちがいをしたことを伝え、理解してもらいましょう。アスペルガー症候群では、友人関係のこじれから来るストレスは大きいものがあります。相手あってのことなので、大人がいつもうまく調整できるとは限りません。解決はできなくとも、大人に話すことでストレスが軽減することがあります。「困ったときは先生のところに話しに来なさい」というメッセージを日頃から、子どもに伝えておきましょう。>

「説教せずにルールの説明」<うまくいった対応の例>

■保育園年少組の男の子。元気で活発。目に入るものに転々とする。ブランコが目に入るとすぐのりたい。スクーターを見ると走り寄って行く。当然、それを使っている友だちには何も言わずに奪ってしまう。手に入れるため手段を選ばず、押す、倒す、かみつく、叩くなど。おびえる子どももいた。そこで、先生は、クラス全体に向けて、おもちゃの貸し借りについて話をした。**「おもちゃを貸してもらいたいときは何て言うの？」と先生が質問をすると「かしていう」とその子もキチンと答えることができた。ときどき、自由遊びの前に、先生がみんなにそのような問いかけをして、ルールを伝えていった。**すぐには、身につかなかったし、どうしても欲しいとき強引な行動になることは相変わらずだった。そのときは、先生はその子に確認させ、「そうだね！今度はかしてって言えるね」と促

した。次第に、「かして」ということばを使う回数が増えていった。

■幼稚園年長組の男の子。友だちにちょっと触られただけで、「何するんだよ!!」と怒って、トラブルになることが多かった。園外保育はバスにのって動物園に行く予定だった。バスの中は狭いので、どうしても他の子どもとからだが触れることがある。そこで、**先生は、当日の朝に集まりの際に、クラス全員に向けて、こう説明した。「バスは揺れるから、隣の友だちとぶつかります。ぶつかっても怒りません」**。当日、バスの中でその子は隣の子どもとからだが触れ合ったが、怒ることはなく、機嫌よく動物園の園外保育を楽しむことができた。

■小学校5年生の男児。興味のある授業だと熱心に聞き、質問も積極的にしていた。しかし、あまり関心がなく、どちらかといえば、苦手な教科になると、椅子を前後にゆらしてがたがたさせたり、隣の子どものノートにいたずら書きをしたり、その時間が過ぎるのをがまんしていた。そこで、**先生は、本人を注意するのではなくクラス内の授業中のマナーとして、「教科書とノートは机に上に出します」「授業の話はよく聞きます」「先生の質問が終わってから答えます」「他の生徒が発表しているときは聴きます」「椅子や机を動かすと音が出ます。授業中は動かしません」と書いた表を本人にも見えるところに貼った。それが守れたときは、守れているのをみとめる声がけをした。**守れなかったときは、**さりげなく**マナー表を示した。それでも授業に集中するのが難しいときは、一度授業のアシスタントの役割を与えることで気分転換をさせ、再び、授業に向かわせた。別室での個別授業を選択させる方法もとった。そのような配慮をしているうちに、少しずつ授業のマナーを意識するようになった。

<ルールを知らせ、マナーを教えるときは、そのときとるべき具体的行動で表現します。そのときは、できるだけ肯定的な表現にします。「〜しません」ではなく「〜します」というように。たとえば、「教室の中は走りません」ではなく、「教室の中は歩きます」。もちろん、すべてを肯定的表現にはできません。否定的

な表現でも、その子を否定すると感じさせるものではなく、一般的に誰でも守るべきものという意味をもたせることが大切です。また、この例は、アスペルガー症候群の教育についての大きな課題を投げかけています。元来、一般的な教育にそぐわない質をもつ障害ですので、通常クラスでの一斉授業はかれらに大きな負担を強いるものです。知的問題がないため特別支援クラス対象の判断がなされにくいのが現状です。今のところ、情緒の通級指導クラスが利用できる制度ですが、その充実やアスペルガー症候群特有の教育法の開発が望まれるところです。>

「よ・い・こ・せ・い」の「い」

> いつもれいせいいつもおおらか
> （いつも冷静いつもおおらか）

怒りの悪循環

　アスペルガー症候群の子どもは、自分の行動を阻止されると「怒り」で反応することがあります。また、大人が怒ると、それに上乗せした強い怒りで反応する傾向があります。ささいなことを注意されたり、誰かに指示されたり、いま興味をもってやっていることを止めさせられたりすると、それが、たとえやさしい言い方をされたにしても、暴発することがあります。「何でこんなことで、ふつうのことを言っただけなのに、こんなに暴れたり、ひどい言葉を言ったりするなんて」と、子ども相手であることを忘れて、大人は腹が立ってきます。その結果、大人も怒りの感情に巻き込まれ、冷静でいられなくなります。

　その感情のままにいっそう強く叱ると、子どもはおとなしくなるどころか、ますます暴発の度合いが強まります。人をたたく、物を投げる、暴言の嵐、というような状態になります。真っ向勝負は悪循環をまねき、さらに事態を悪化させます。

そのような悪循環が日常的に続くと、アスペルガー症候群の子どもは、大人や他の子どもの怒りが面白く感じられるかのように、わざと、やってはいけないことを繰り返すことがあります。H. アスペルガーも、フリッツの事例の中で、「その人たちが自分に腹を立てても、それは、まるで自分の拒絶と反応が引き起こした痛快な刺激であるかのように、それをほとんど楽しんでいる」と記述しています。

　大人は冷静でいなければなりません。

アスペルガー自身が指摘したこと・提案したこと

　H. アスペルガーが指摘していますが、アスペルガー症候群の子どもは、まわりの大人や子どもの性格に観察力と感受性を持っているように見えます。同じ観察力や感受性といっても、大人や子どもの行動のパターンを観察し、その通りに模倣する典型的な自閉症とは大きくちがいます。

　威圧的な父親の前では言うことを聞く、年上で自分より力の強い子どもへはかかっていかない、心やさしい女の子を仕切りたがる、対応に戸惑う先生のもとではよく暴れる、やさしい先生には甘える、校長先生の前では立派に振舞うなど、表面的には人を選んで態度を変えるような印象があります。それもまた、強く叱ったらよいのか、ゆるやかに接した方がよいのか迷わせることにつながります。対応する大人は悩み、苛立ちます。

　H. アスペルガー（1944）は、こう示唆します。

第3章 よいこせい——アスペルガー症候群の子どもへの対応

　「教師は、決して怒ってはならず、好かれようとすべきでもありません」
　「何においても穏やかで冷静でなければならず、自制心を失ってはなりません」

　その理由として、H. アスペルガーは、障害のある子どもには自分の反応をたえず相手の肯定的あるいは否定的な反応に従って修正していく「素晴らしい調整メカニズムに重大な障害がある」こと（相互性の障害）、子どもの「感情的特性は通常と大きくかけ離れ、容易には理解できない」ことや養育者の「感情を込めた要求や命令には応じない」など情緒面での問題（共感性の障害）があることをあげています。

　「相手をみて態度を変えているようなのだから大人の思いは理解できるのだろう」（大人の誤解）→「怒る」（大人）→「怒りには怒りの反応」（アスペルガー症候群の子ども）→「さらに怒り」（大人）、という怒りの増幅による悪循環が起こりやすいのです。

　悪循環を食い止めるのは大人の冷静さです。怒るのをやめて冷静になることは、決して、大人が子どもに負けたことではないのです。冷静になることで、はじめて、子どもへの適切な対応が生まれるのです。大人が冷静さを保つことで、子どもは落ち着きやすくなります。

　大人に要求されるのは、冷静さだけではありません。子どもの行動を生み出す障害を理解し、その困難さを抱えた子どもの心を思いやり、ときには楽しく触れ合うこと、そんな態度が大人には必要なのです。「いけない」行動だけに対応するのではなく、いつ

もは、ゆったりと、おおらかに接してやることが大切なのです。

「いつも冷静いつもおおらか」＜うまくいかなかった対応の例＞

■幼稚園年長組の男の子。お遊戯や興味のない活動にはまったく参加しようとしない。うろうろし、「つまんない！」と大声を出し、クラスを飛び出していた。いつの間にか、職員室で好きな絵を描き、園長先生を相手におしゃべりをしていた。気が向くとみんなの中に入って紙芝居をみた。でも、じっとしていられず、先生が話している最中に内容を先走って言い、そのとき思いついたことを大声で言い、隣の子どもを通りすがりに叩いた。その都度、**先生は大声で注意し、からだを捕まえて強く叱り、友だちの痛みをわからせようとその子の手を叩いた。友だちがどんなにか嫌だったかを伝え、逃れようとするその子を抑えて友だちに謝らせようともした。** 先生はつねにその子のそばに付くようになった。そんなことが起こらないように、こまごまと声がけを多くしていった。でも、困った行動はますますエスカレートするばかり。その子は先生の何気ないことばだけでも暴れるようになった。先生は怒りが増し、ますます厳しく叱るようになった。それに比例して、その子の不機嫌さやイライラは募り、「このやろう！」「死ね！」と暴言を吐くようになった。対応すればするほど、悪化していく行動に先生は疲れきり、体調を崩してしまった。子どもも、「幼稚園に行きたくない」と登園を渋るようになった。

＜その場で子どもの行動を厳しく注意する対応は、注意の内容よりも注意されたということに対する大きな反応を生みやすくなります。子どもの大きな反応は大人の怒りを買い、それがまたストレスとなって、悪循環になります。つとめて冷静に、穏やかな口調で、必要な声がけ（「今はしずかに紙芝居を見る時間」「イライラしても友だちを叩きません」など）や対応にとどめましょう。その方が収まりやすいものです。子どもにそばに終始つくのはやめましょう。そばについている意味を理解する力があるので、それもまた子どものストレスのもとになります。興味のない活動をしたがらない特質を理解し、最初から、行動を見守りつつ、タイミングでアシスタント的な役割を与えると、活動に興味をもつことがあります。

第3章　よいこせい——アスペルガー症候群の子どもへの対応

クラスを抜け出すことは、子どもの気分転換と位置づけ、おおらかに見守りましょう。>

■小学校6年生の男児。クイズに興味をもっていた。いとこや友だちを呼んで家でクリスマス会を開くことになった。出し物に、本人はクイズをやりたいと提案。アイデアゆたかな子どもだったので、お母さんはその提案を支持した。さっそく企画。いろんなクイズ番組を知っているので、アイデアは浮かぶけれど、次から次へ展開していくのでなかなかまとまらない。ルールもころころ変わっていく。出し物にとどまらず、ケーキを食べる順をクイズに勝った人にしようとか、罰ゲームはプレゼントなしとか、クリスマス会全体まで本人の考えが及びそうになった。それを聞いていたお母さんは、次第にイライラしてきた。「それはだめだよ」と**口をはさみ始めた**。突然のお母さんのダメ出しに、夢中になって考えていた本人は、否定された気分になって、怒りがこみ上げてきた。お母さんも楽しい会にしようと思っていたので、むきになって、説得しはじめた。本人の怒りは頂点に達し、そばにあった本を投げ、暴言を吐いた。お母さんはその行動が許せず、大声で叱った。怒りにまかせた言い争いは、お父さんが帰宅し一喝するまで、続いた。

<アスペルガー症候群の子どもは、いろいろなイメージがとめどなく溢れることがあります。興味のあることがらではとくにそうです。そのイメージで現実を支配するような言動をすることがあります。はためには、勝手に仕切る印象を受け、大人は口を出さずにいられません。はじめから大人の都合はきちんと伝えておきます。はじめからが肝心です。その範囲内の展開に留めることができます。途中から遮るように都合を言うと怒り出します。そのようなときでも、ある瞬間、こちらの提案や都合をすっと受け入れることもあります。話を聞きつつ、タイミングをとらえて現実的な提案や声がけを挟むと、自分の言ったことを変えることができます。そのときは指示的命令的な提案ではなく、たとえば、「それもいいけど、こうしたらもっと楽しくなるかもね」とか、「時間が限られているから、もっといいやり方があるかもね」など、子どもに選択させるような提案をします。また、言った**内容すべてに反応するのではなく**、子どもの言った内容で適切と考えられるものだけに返答を返します。たとえば、「それはすごくよい考えだね」「それはみんなが楽しめると思うよ」のように。それをおおいにみとめてやると

よいでしょう。それでも、口をはさむ結果になって、子どもが暴言を吐いたにしても、暴言を注意するのではなく、思うようにいかない気持ちのあらわれだと理解し、「そうか、〜をしたいんだね」とさらりと受けましょう。>

「いつも冷静いつもおおらか」＜うまくいった対応の例＞

■保育園年長組の男子。集団活動に入るときもあれば、入らないときもあった。入らないとき、ふとした瞬間に、戦いのファンタジーの中に没入することが多かった。キャラクターになりきり、敵に見える友だちを押し、ビデオで覚えた乱暴なことばを連発していた。先生は、トラブルが予想されるときには、**さりげなく目を配り、友だちを押す前に静かな声で一言「ストップ」と言って、その行動をとめた。**とめられたことで、暴発したら**静かな部屋に誘導し、水を飲ませるなどして落ち着かせて、現実に戻した。夢中になりすぎるので、なりきりごっこ遊びと現実をその場で区別させることはむずかしいことだったが、落ち着いてから、戦い遊びでは「戦うふり」だけ、「友だちを押さないルール」と伝えた。**自由な遊び時間に、友だちと一緒にファンタジー遊びをしているときは、遊びの中での乱暴なことばや行動が友だちも楽しめる範囲内であればそのまま見守った。年長組後半になると、戦うふりだけになり、友だちを押さなくなった。また、興味がキャラクターの絵描きに移っていった。絵の中では思いっきりすさまじい戦いを表現していたが、友だちに戦いを挑むことはなくなった。

＜意味なく友だちを叩く行動や暴言は最もよくない行動として、大人はきつく注意をします。その結果は怒りの悪循環を招きます。たいていの場合、ファンタジーの中での出来事です（たまに、気を引く行動の場合もあります）。子どもには悪意がありません。それを汲み取り、冷静に対応し、ルールやマナーを伝えます。子どもが納得するまで説教することは避けます。ルールを伝えます。友だちへの謝罪は、子どもが落ち着いたころ、「まちがって押して、ごめんね」と言うことをすすめてみます。「まちがって」は子どもに悪意があったわけではないこと知らせる表現です。その他の場面で、楽しいことやアイデアいっぱいの行動をおおらか

第3章　よいこせい――アスペルガー症候群の子どもへの対応

に受けてやりましょう。子どものもつ豊かな感性をみとめてやりましょう。受けてもらうことで、大人を好きになり、自分自身を好きになります。困った行動に注目した対応だけでは片手落ちです。子どもとのかかわりを大いに楽しみましょう。

　ファンタジーに入りやすいアスペルガー症候群の子どもにときどき出会います。自閉症の特質の一つに「想像力の乏しさ」があげられますが、アスペルガー症候群の特質には「想像力の展開しやすさ」がみられます。（Ghaziuddin, ほか, 1995, Nihei ほか, 2008）。それがファンタジーへの没入の一つの要因ではないかと考えられます。想像力の展開によって現実がゆらぎ、友だちが「敵」に見え、あるいは、あたかもそこにいるかのような感覚（「直観像」もあるかもしれません）になります。ファンタジーが頭の中だけにとどまっていると考えられる場合は、まわりから解離し、ぽーっとしてときどき指や口をかすかに動かしている姿になります。頭にとどまっていないときは、現実に適合しない行動になります。集団場面で、突然、猫になりきって鳴き声をあげながら這い蹲る、お姫様になって悲しみにくれるポーズをとるなど、まわりから遊離した姿になります。経験的には、このような姿は幼児期中期～児童期初期にみられるように思います。子どもの想像力と「スクリプト」（自分の経験を組立てことばで表現する力）が急激に発達する時期と一致することと関連しているかもしれません。ここまで極端なあらわれをしないまでも、突然、過去の出来事を話しはじめたり、空想話をはじめたりすることはよくあることです。現実と記憶と想像が交じり合いやすい特質のあらわれでしょう。ファンタジーに入ることや空想話に対しても、冷静にさらりと対応しましょう。ファンタジーに没入しすぎたら、タイミングで、現実的な声がけ（たとえば、「そろそろ給食の準備」「お水を飲む？」など）します。まわりの子どもが驚いているときは、「○ちゃんが遊びに夢中になったんだね」とか「そうなりたかったんだね」と話してやりましょう。＞

■小学4年の男児。2、3年生の頃は、友だちに何か言われたとか、思うとおりにならないときとか、ちょっとしたことで暴発していた。先生は、そのようなとき、**頭ごなしに注意するのではなく、静かな部屋に誘導して、まずは落ち着かせることからはじめた。何も話しかけず、静かに待っていた。落ち着いたところで、本人の気持ちに耳を傾けた。その後、本人の気持ちを汲み取りながら、状況を静かに説明して、とるべき行動を教えた**。それ以外でも、先生は本人にいつも穏やかな口調でゆったりと接していた。そのような対応が続き、本人の学校生活全般が落ち着いていった。4年になって、授業中、周りの状況とは関係ない行動を取ったときも、先生は静かな声で状況を気づ

かせる声がけをした。本人がそれに反発することはなかった。

<アスペルガー症候群の子どもは冷静でおおらかに接してくれる大人に信頼感をもちます。信頼感情があると、必要な声がけが入りやすくなります。>

第4章　あゆみより
——すべての子どもたちへの対応

　1999年、第34回日本発達障害学会研究大会で、日米高機能自閉症者の対話というシンポジウムが開催されました。

　アメリカのコロラド州立大学のテンプル・グランデインさんと、日本の作家の森口奈緒美さんがシンポジストとして招かれ、杉山登志郎先生（当時静岡大学）の司会のもと、高機能自閉症を抱えるお二人が、それぞれの内面を語りました。それは、自閉症についてのより深い理解につながる内容でした。

　その中で、森口奈緒美さんが、メタ・コミュニケーションの障害について質問されたとき、「常識事典」があったらとても助かっただろうと話しました。自閉症の人には、社会ルールや相手のことを知る手段が必要であることを訴えました。その一方、「あとはこっちの方から一方的に歩み寄るっていうのではなくて、世の中の方から自閉症について知ってもらうように啓蒙活動をするということも、今の時点で非常に大切だと思います。一方的な歩み寄りでは絶対に解決しないのです」と彼女は語りました。

　広汎性発達障害を抱える子どもに対応するときには、コミュニケーション力を発達させること、身辺自立をうながすこと、ソーシャルスキルを身につけさせることなど、社会性を高める、つまり、子どもを社会に「歩み寄らせる」ことがふつうに行なわれています。森口奈緒美さんの発言は、対応するまわりの大人に大きな警鐘を鳴らすものでした。社会が自閉症の人に「歩み寄るこ

と」の大切さを訴えたものでした。

　また、「かかわり方が問題」「混乱の原因を突き止めて混乱しないような対策が必要」「小さいときには知的要求に誠実に応えてくれる人を必要としていた」「発達障害を理解できる人がもっと周囲にいればいい」「自分はきちんとこだわりを追及すべきだった」「自閉症の人の特性を知ったうえで受け入れてくれる専門学校や職業学校もあればいい」など、一つひとつの発言には、これからの対応の方向性が示されているように思われました。

　対応する大人の一方的なかかわりは、子どもに大きなストレスをもたらします。子どもの持つ特質と対応する大人が求めるものとを双方向から＜あゆみより＞させることが大切です。それは障害をもつ子どもの「尊厳」を守ることにつながっていきます。

　その考えから、自閉症とアスペルガー症候群のすべての子どもへの基本対応を＜あゆみより＞としました。

「あ・ゆ・み・よ・り」の「あ」

あせらずにこどものペース（焦らずに子どものペース）

短期的な結果が出ないと…

　子どもの障害があきらかになったとき、それでは、どうすればよいのか、よい方法はないのかと大人は考えます。そして、このような障害にはこの方法、また、このやり方もあるなどの情報をいろいろな手段を使って探します。

　情報はいろいろあります。たとえば、自閉症の子どもには、「視覚的構造化」をするとよい、写真カードや絵カードの方がこ

とばよりも分かりやすい、○○療法も効果があると聞いた、ことばが遅れているのであればことばの教室に通わせた方がよい、感覚統合の訓練も受けた方がよい、などなど。その子の抱えている障害の程度、内容、能力の水準などによって、そのときどきで工夫が必要ですし、ある特定の療法や対応の方法が功を奏することもあるでしょう。

それらの療法は、子どもの発達の支える方法であり、あるいは、障害を抱えながらの生き生きと楽しく人生を送るための手助けの方法です。けっして、治療する、治る、ふつうに追いつくための方法ではありません。しかし、往々にして、それらの方法が万能であるかのような錯覚を持つ場合が少なくありません。そんなときは、子どもに今のレベル以上の働きかけが行われます。

子どもを少しでも、よくしたい、改善させたい、出来るのであれば治したいと思うのは自然な親心であり、発達の手助けをする保育士、教師の願いでもあります。広汎性発達障害の決定的な治療法がない現在の状況では、効果が確認されていない、いろいろな方法に翻弄されるのはしかたがないのかもしれません。

そのために、「頑張らせる」「教え込む」など、ときに特訓的なかかわりをしてしまうことがあります。結果がすぐに出るようなかかわりをしがちなのは、とくに、幼稚園に入る前、小学校に入学する前、中学校にあがる前、高校受験のときなど、節目の時期が多いように思います。すぐに効果が出ないと、大人は焦ってますます特訓的なかかわりを子どもに強要することになります。

結果を「焦らせた」マイナス効果

荷の重いことをさせられたとき、望まないことを長時間させられたとき、目標をもって頑張らせられたとき、押さえ込まれて教えられたとき、子どもは「ノー」と言えずに、ある程度までは受け入れます。子どもなりに努力をするのです。でも、それにも限界があります。

よほど嫌なときは、大声で泣き叫び、パニックになります。少しずつストレスを感じながらもがまんしているときには、いつもとようすが変わってきます。なんかイライラしている、いつもより落ち着かない、爪かみがひどくなったなど。突然、夜泣きがはじまることもあります。チックが激しくなって、まわりが心配することもあります。

フラッシュバック

「フラッシュバック」、「想起パニック」、「タイムスリップ現象」（杉山，1994）という現象があります。過去の経験をふとした瞬間に鮮明に思い出して、その時の感情がよみがえって、パニックを起こす、あるいは、落ち着かなくなることです。そのときは子どもによかれと思ってやったはたらきかけが、実は大きなストレスになっていて、そのストレスが後になってフラッシュバックの形で噴出するのです。その当時の状況や感情がよみがえり、強い反応が引き起こされます。発達障害研究の第一人者、杉山登志郎先生はその著書（2000）の中で、「自閉症の敏感さや過敏性を無視した強引な療育は、その時には副作用もなく成果をあげたとしても、数年後、時には十数年後に想起パニックやタイムスリップ

の頻発という形で重篤な副作用を生じる場合がある」と警告をしています。

長期的に子どものペースを考えて

子どもには一人ひとりのペースがあります。また、障害の程度、その内容、年齢、体力、モチベーションなどもそれぞれです。それに合わせたやりかたで接してやりましょう。子どものペースを考えずに焦らせたことから生まれる不快な経験は、身体症状になって、あるいは、強い危機的な記憶になって、思いもよらない後の時点や時期に、あらわれる可能性があります。短期的な効果だけを考えるのではなく、長い目で見てやりましょう。大人は焦らないことです。

「焦らずに子どものペース」＜うまくいかなかった対応の例＞

■幼稚園年長組の自閉症の男の子。知能検査の結果が正常範囲と出たので、お母さんは通常学級に入れたいと思っていた。電車や鉄道に関しては博士並み、最近は動物や植物の名前を図鑑で覚えて、知識が豊かだった。数に関心があるので、簡単な加減算がすでに出来ていた。ひらがなの読み書きもある程度できていた。学校に行く準備はほぼ整っていた。でも、この子は、本の内容の読み取りが苦手、話し方が上手でない、縄跳びが出来ない。**学校に入ったらそれでつまずくと思って、お母さんは、年長組の後半から学習塾や体操教室に通わせた。帰宅した後は、お母さんが勉強を教えた。**もともと、瞬きチックが出やすかったが、その頃から、まわりが心配するほど一日中目をパチパチしはじめた。チックは激しさを増し、病院で診てもらうことになった。

＜子どもは、負担やストレスをことばで表現することが苦手です。嫌を嫌といえないときがあります。それをチックなどの身体症状であらわすことがあります。身体症状が少しでもあらわれたら、子どもに負担がかかりすぎているサインと判断し、すぐに特訓的なかかわりはやめましょう。どんな時期でも子どものペースを第一に考えて接しましょう。大人の焦りは、マイナス効果しか生みません。＞

■小学校６年生のアスペルガー症候群の女児。**お母さんは、自分が出た私立中学校に入学させたくて、受験勉強を頑張らせた。**本人は素敵な中学校の建物に可愛い制服を着て通う姿をイメージして受験に意欲を示した。そこで、お母さん主導の受験勉強がスタートした。いざやってみると大変。集中は続かないし、勉強は思うようにすすまない。自分の好きな漫画かきやパソコンには集中できるけど、決められた勉強はつらい。その姿を見たお母さんは、**受験日も近いので焦りはじめた。本人のそばについて勉強を教えた。本人はお母さんの叱咤激励が苦痛になっていった。**だんだん、イライラがつのり、暴言を吐き、物を壊すようになった。

＜自分の好きなことであれば、熱心に取り組むことができますが、与えられたことや周囲に決められたことには応じにくさがあります。それを考えずにやらせると、子どもにはプレッシャーがかかり、大人が焦れば焦るほど、激しい形での反動が起こりやすくなります。「分らないときはいつでも教えるよ」「勉強で手伝うことがあったら知らせてね」のようにサポート的な声がけにとどめましょう。＞

■保育園年長組のアスペルガー症候群の男の子。知能検査の結果、短期記憶がよわいことが判明した。また、与えられた課題に集中する力が乏しいこともわかった。就学前であったので、お母さんは焦り、一定時間椅子に座って課題に集中する指導をしてくれる教室に通わせることにした。**短期記憶を伸ばすプログラムが用意された。就学まで時間があまりなかったので、その子は毎日通うことになった。**着席を強要され、強制的に課題が与えられた。だんだん落ち着きがなくなり、その子は「何でぼくだけ!!」「死にたい」と大暴れするようになった。

第4章 あゆみより──すべての子どもたちへの対応

<子どものためになると思った設定が大きなストレスになることがあります。短期記憶や集中力は特訓で伸びるものではありません。能力の進展を見守るのが一番です。日常の中で、伝言ゲームや電話ごっこのような楽しい活動を経験させましょう。それが集中して相手の言うことばに耳を傾ける良い機会となります。何事においても、基本は、子どもが興味をもって自分のペースで経験することです。>

■高校3年のアスペルガー症候群の女子高生。中学校時代に数学が苦手で宿題を提出しなかったり、教科書を忘れたりして、**度々注意**を受けていた。国語はよく出来ていたので、教師は数学に対する「やる気」の問題ととらえていた。障害のことは知らされていたが、能力のアンバランスのことは知らなかった。とくに、強く叱責したわけではなかったが、それが自分を否定することばとして響いたのか、ときどき身体の不調を訴えて、本人は学校を休むようになった。中学校3年のとき、希望する高校に入るために、母親は**塾に通わせた**。苦手な数学を補強するのが目的だった。その塾では、塾生の「やる気」を出させるため、壁に成績が貼り出された。本人はいつも最下位の成績だった。苦痛しかなかったが、高校に入るためにと思い通い続けた。高校に合格した。1年生のときは、何もかも新鮮で、緊張と興奮でそれなりに楽しく過ごした。気疲れすると、スクールカウンセラーのところに行き話を聴いてもらった。通学は安定していた。2年生になり、高校生活に慣れてきた。作文コンクールで選ばれ、賞を受けた。順調にみえたが、クラスの中で次年度の大学受験の話題が飛び交うようになった3学期頃から、落ち着きを失っていった。3年生になると、授業を受けていても、うわの空。一人言が増え、ときどきはそこに怒りに満ちた表現が聞かれるようになった。家庭でも同様で、母親が心配し、本人に問うと、数学の先生が自分に「宿題を忘れたお前は最低だ」とひどいことばを浴びせた、「何でこんな問題分からないんだ！」と自分を突き飛ばした、出席しているのに欠席扱いをした、だから、大学受験ができない‥。話を聞けば聞くほど、数学教師のひどい仕打ちの話が出てくる。母親はびっくりして、学校に問い合わせた。その事実はなかった。あきらかになったのは、その話が、中学校時代の数学教師の対応がも

とになり、現在の数学の授業の負担、先の大学受験の不安が重なり、過去と現在と未来の思いが錯綜した内容だったこと。中学時代にもそのようなひどい仕打ちはなかった。母親は本人に事実を伝えたが、本人の思いは確信に満ち、怒りと不穏な状態は高まるばかりだった。1ヶ月たっても、落ち着くことはなく、クリニック受診となった。

<フラッシュバックです。アスペルガー症候群のフラッシュバックは、過去の記憶がそのまま甦るのではなく、過去・現在・未来の時間軸がゆらぎ、記憶が錯綜し、また、そこに空想的要素も加わるため、事実から解離した内容でのフラッシュバックになりがちです。前章にあるようにアスペルガー症候群の認知特性からすれば、うなずけることです。これは、子どもにもまわりの人々にとっても不幸なことです。否定的な経験が、似たような状況になったとき、歪み膨らむ形でフラッシュバックをするのです。アスペルガー症候群の子どもには、幼少期のころから、苦手さをみとめ、焦らずおおらかに接してやることの大切さをあらためて痛感します。とくに、認知機能のアンバランスを合併することは研究上（A.Klin、ら、1995）も指摘されていることです。「やる気」の問題にしないことです。>

■中学校2年の自閉症の男子生徒。幼児期から個別の療育相談室で指導を受けていた。その教室の方針は、**挨拶行動や決められた課題をクリアできるまで何度もさせ、身につけさせる**というものだった。挨拶は必ずしなければならなかった。目を見て「こんにちは」と言うまで、何度も声をかけられた。泣いても嫌がってもさせるやり方だった。課題は能力に合ったもの以外に、不得意な言語課題をやらされた。3歳のころは、嫌で泣いてばかりだったが、繰り返すうちに慣れてきて、毎回通い、いろいろな課題をうまくこなせるようになった。知能レベルもぐんぐん上がった。その結果、念願の通常学級に入ることができた。入学とともに、療育相談室は卒業した。授業に対応する力がついたのは、この教室のおかげとお母さんは喜んだ。学校ではときどきは個別の支援を受けながら、順調に通学した。5年生になると、授業はむずかしくなり、宿題をこなすのが大変になった。それでも、やらなければならないと必死に頑張っていた。疲労とストレスが積み重なっていった。ある日のこと、たまたま、

その相談室がある道を通った。すると、突然表情が硬くなり、落ち着きを失い、耳を塞いで「ワー！」と大声を上げて走っていった。お母さんは何事かとびっくりしたが、なぜそうなったのか分からなかった。その理由がわかったのは、本人が中学校の特別支援学級に入り、本人のペースで学習できるようになり気持ちが安定するようになってからだった。本人は、相談室の療育がきつくて苦しかったこと、今でもそれが甦るとパニックを起こしそうになると学校のカウンセラーに語った。

＜フラッシュバックです。自閉症の子どもは自分の意に添わない嫌なことでも繰り返すうちに慣れていくことがあります。通うことが習慣化すると嫌でも通います。パターン化という形の適応です。場面の視覚的記憶にすぐれる自閉症の子どもは場面を見るとそのとき経験したことを想起することがあります。それが楽しい遊びの場面ですと、1年前と同じ遊びをはじめます。よくある光景です。それが苦痛を伴う経験であれば、想起したとき、苦痛も甦ります。嫌なことはいつも想起されるのでしょうか？　おそらくは、「いつも」というわけではないかもしれません。子どもにストレスが蓄積されているとき、苦痛経験と同じ状況下にあるとき、想起する契機となる場面を見たとき、遅れた「心の理論」の発達（高機能児の場合は前思春期あたりから始まることが多い）とともに自己認知が進み他者の思いを推測できるときなどに想起するのではないかと推察されます。幼少〜児童期早期には自分の内面を語ることができない自閉症の子どもでも、思春期〜青年期になると、話すことで、あるいは、書くことで、自分の経験を語りだすことがあります。そのときははじめて子どもの苦しさや辛さをわたしたちは知るのです。療育はあくまでも子どものペースに合わせてやるべきで、無理強いするものではありません。「鍛える」「特訓」は適切なやり方ではありません。幼少期の泣く、騒ぐ、固まる、逃げるという行動は子どもの「ノー」のメッセージなのです。それを考慮しながらの療育が大切です。＞

「焦らずに子どものペース」＜うまくいった対応の例＞

■保育園年長の自閉症の男の子。音楽が好き。とくに、バッハやモーツァルトのクラシック音楽が好きで、CDを繰り返し聴いていた。お母さんは、将来、趣味があると子どもの人生がゆたかになると思って、ピアノを習わせることにした。一般のピアノの先生のと

ころに行った。障害（会話が難しいこと、興味の範囲が狭いことなど）のことを伝えた。**先生は、一般的な子どもへの教え方ではなく、その子が好むというモーツアルトの心地よくリズムを刻む曲を中心に、ことばで説明するのではなく、先生がお手本を示しながら、ゆっくり時間をかけて、音楽の楽しさを教えていった。**その子も嫌がらずに通い、むしろ楽しみにしていた。やがて発表会で簡単な曲を披露できるようになった。

<「子どもの興味とペースに添う」が基本です。たとえば、パズルに関心があってもうまく出来ない子どもに、お母さんが子どもの好きな色で虹のような線を紙に描き、それをはさみで4つに切り、組合せさせました。それができたら、だんだん切片を増やしていく。そんな楽しませ方をしているうちに、パズルが得意になった子どもがいます。活動の中に自分の好きな要素があると関心や意欲が高まります。うまく行くことで、またやろうと意欲が増し、繰り返しているうちに、習熟し、確かな技術をつけていきます。>

■小学校2年生の高機能自閉症の男児。普通学級在籍。勉強は出来るけど、友だちとのトラブルが絶えなかった。そこで、専門機関でソーシャルスキルを高める療育を受けることになった。毎月1回、いろいろな社会状況を読み取る課題、他者を意識する課題などがプログラムされた。同時に、**本人が自由に遊ぶ時間が設けられた。母親は日頃の対応について助言を受けた。2年間ゆっくりしたペースで療育がなされた。**高学年になると、トラブルはなくなり安定した学校生活を送ることができるようになった。

<学習する態勢が作られる時期に、ソーシャルスキルや社会的知識の学習が有効な場合があります。しかし、もっとも苦手な分野ですので、あくまでも、子どもの意欲と集中力を考慮したやり方で行います。自由な遊びの時間を用意することも大切です。それが保障されることで、課題への集中がよくなります。また、親御さんが焦らないように、子どもの状態を共通理解しながら相談をすすめます。間接的によい効果が生まれます。>

■中学校3年のアスペルガー症候群の女子生徒。関心があることし

第4章　あゆみより──すべての子どもたちへの対応

かしなかった。イラストを描いたり、物語を書いたり。数学は苦手で、まったくしようとしない。身体を動かすことも嫌いで、体育は見学が多かった。お母さんは内心焦っていたが、言いたい気持ちを抑えて見守っていた。3年になれば、高校進学のことも考えなければならない。**お母さんは、高校の資料やパンフレットを準備したが、本人は関心ないのか見ようともしない。お母さんは、それでよいと思っていた。時期がくれば本人の方から動き出すはずだと考えた。**11月になると、本人はパンフレットを見るようになった。「高校に行きたいんだけど…」と言い出した。漫画やイラストの専門学校に入るためには、高校に入らなければならないと思ったとのこと。本人の気持ちが高校に向いたので、お母さんは担任の先生と相談することをすすめた。学力と行動特性に合ったところを探すことになった。定時制や通信制も視野に入れて、進路先を考えていった。進路先が決まると、自分から受験勉強に取り組むようになった。

＜進路は大きな課題です。なぜなら、環境の大きな変化だからです。子どもに合った進路先であれば、はじめは戸惑いや緊張があっても受け入れて、いきいきと過ごせます。そうでなければ、不登校などの二次障害を起こしかねません。子どもが自分に合ったところを決めることはとてもむずかしいことです。親や教師が決めることになります。ただ、一方的に押し付けることはできません。特性をみて可能な範囲の情報（子どもに負担がかかる進路は省く）を与え、そこで子どもの意思や目的を中心にすすめることが大切です。自分で選択するという行動は意欲を高めます。もちろん、実際通いはじめたら大きなストレスが待ち構えていたということもあります。環境とはそういうものです。それにより、熟慮のすえ、せっかく選んだのに、行けなくなってしまうということも起こります。それを防ぐのは、進路先への「障害」の説明です。支援学校はそれを前提として受け入れますので、問題はありませんが、普通高校への説明はむずかしさを伴います。事前に障害を伝えると不合格になる、それを怖れて伝えるのに躊躇することはありうることです。でも、最近は「特別な支援」が必要な高校生や大学生が珍しくなくなりました。積極的に障害の説明をし、理解と配慮を求めることで、子どもが学ぶ機会を得ることは大切なことです。しかし、高校や大学に入ったからといって、一般的な成果を求めないことです。子どものペースや習熟度があります。あることではすばらしい成果を得る可能性はありますが、期待した通りにならないこともありえます。ただ、大きなストレスなく、楽しく過ごしているようであれ

ば、きっと、何か先につながるものを学んでいると考えましょう。無駄な時間ではありません。どうしても、大人は形ある成果を求めます。その結果、そうならない子どもに焦りを感じます。待つことは簡単なことではありませんが、気長に待つことは大切なことです。待ちましょう。

　繰り返しになりますが、現行の教育体制ではアスペルガー症候群の子どものみを対象とした教育機関はありません。そのために、進路、また、その先の就職について、大きな不安があります。これをどう解決していけばよいのでしょうか。社会の大きな課題の一つです。>

「あ・ゆ・み・よ・り」の「ゆ」

> ゆっくりのんびりみまもって
> （ゆっくりのんびり見守って）

　こんどは、比較的短い時間内での行動の切り替えの問題です。

「急いで！」「はやく！」

　出かけるとき、子どもがなかなか支度をしてくれないと「ほら、はやく」とついつい言ってしまいます。子どもは急ぐどころか、不機嫌になって、支度をしません。かんしゃくを起こすこともまれではありません。お母さんの焦りとはうらはらに、のんびりテレビを見続けていることもあるでしょう。すると、お母さんはますます苛立ち、強くせかしてしまいます。ぐいぐい手を引っ張ってしまうことも。その結末が大変な状態になることは、想像にかたくありません。

　このような場面は、どこにでもある子育ての風景ですが、自閉症やアスペルガー症候群の子どもを急がせることは、さらに悪い結果を引き起こしやすいのです。

自分のテンポなら、いずれ切り替えられる

　広汎性発達障害の子どもは、関心、気分、体調などの自分の内にある要因によって行動をする傾向をもっています。自分のテンポを主軸にして、生活をしているのです。もちろん、いろいろ経験を積み重ねること、社会的ルールを学ぶことで、家庭や集団の流れを理解し、それにそって行動することもできるようになります。しかし、根本的には、そのときどきで柔軟にまわりの状況やテンポにタイムリーに行動を合わせることは、とてもむずかしいことです。なぜなら、「やりとり」がうまく機能していないからです。その結果、こちらのはらかきかけに応じなかったり、遅れたり、激しい反応が起こるのです。決して、大人を困らせよう、無視しようとしているわけではありません。急かさないでようすをみていると、しばらくたってからやりはじめたりします。放っておくと、かえってはやく動き出すことがあります。また、頃合をみて促すと、すっと動くことがあります。言われたこと、促されたことを決して無視しているわけではないのです。そう見えるのは「自分のテンポで動く」結果なのです。

急がば「見守れ」

　生活に支障のない範囲で、待ってやることが大切です。もちろん、まわりの要求や指示に気づかせ、それに応じるようにする工夫は必要です。こんなに工夫してもどうしてすぐに応じないのかと苛立つことはやめましょう。まわりの苛立ちを敏感に察して、ますますやらなくなることがあります。急がせる言動や苛立ちは、障害の子どもには自分のテンポを阻止するものとして感じら

れ、ストレスを引き起こします。この状態では、かえって、子どもは動かなくなります。テンポを乱そうとする介入は、むしろ脅威なのです。

　ゆったりとした気持ちで、少し待っていると子どもの方から動き出すことがあります。

　許容できる範囲内で、ゆっくり見守ってやりましょう。そうしてやると、ちょっとした声がけで、あるいは、自分からすすんで次の行動に移ることができます。

「ゆっくりのんびり見守って」＜うまくいかなかった対応の例＞

■幼稚園年中組の自閉症の男の子。自由遊びのとき、ブロック遊びに熱中していた。お集まりの時間になった。みんなは椅子をもってきて準備をはじめた。ブロックで作る電車は、あと残っている５つのブロックをつなぐと完成。先生は、その子一人だけ準備に動かないので、時計を示し「10時になったよ。椅子を持ってこようね」と状況が分かるように声がけした。でも、その子は夢中になってつなげている。**先生は「さあ、はやく！片付けて」と幾分声を荒げて、ブロックを片付けはじめた。**まだつなぐつもりだったブロックを突然片付けられて、その子はパニックを起こしてしまった。

＜自閉症の子どもは、自分の中での一区切りがあります。目の前にあるブロックをすべてつなげればその遊びを終了し、次の行動に移ることができたかもしれません。中断させられるとパニックを起こします。自分の「おわり」があって次に進めるのです。「あと５個のブロックつなげたら終わりね」という声がけであればよかったでしょう。終了の多少の時間的なぶれは許容できる範囲でみとめましょう。＞

■小学校３年のアスペルガー症候群の女の子。興味のあることには熱中するけど、身支度や毎日の習慣には気持ちが向かない。毎朝、学校に出かけるまで、着替え、食事と、一つひとつの動きが遅く、

お母さんはイライラして急かすことが多かった。急かされれば急かされるほど、かえって何もやろうとしない。そこで、お母さんはスケジュール表を作って、注意を促した。また、仕度が済むとシールをはって意欲を高める工夫もしたが、面白がって表を見ながら支度をしていたのは2〜3日だけ。飽きてしまい、前と同じようになってしまった。**こんなに工夫しても…と自分の努力にむなしさを感じて、お母さんは一層「はやく！急いで！」と言うようになった**。本人は言われる度に怒り出し、暴言を吐き、スケジュール表を破り、ドアを蹴っ飛ばした。

<アスペルガー症候群の子どもは、頭で理解していることでも、そのときの状況が求めるものの必要性が低下し、気持ちが動かないことがあります。状況と自分の気持ちとの折り合いをつけ、なんとか動くものですが、まわりがそれを待てずに急かすと、それが圧になり、激しい反動が起こりがちです。スケジュール表を貼ることは、時間の流れの気づきになりますので、有効です。でも、それに自発的に気づくよう見守ることが大切です。時間的な幅をいつも用意しながら、子どもの意思にゆだねる方がよいでしょう。先に目的や楽しみがあると、準備をさっとやることがあります。やるべきことは分かっているので、特別の状態でない限りは、子どもに任せ、大人は自分のことをしながら見守りましょう。つねに言われる、つねに見られると感じることは子どもにはストレスとなります。>

「ゆっくりのんびり見守って」＜うまくいった対応の例＞

■保育所年長組の自閉症の男の子。パズルが大好き。自由遊びの時間はよくパズルをしていた。完成するとしばらくは眺め、満足気。片付けの時間。それに従うことはもう習慣化しているので、その子は言われなくても片付けはじめた。気に入りの形のピースがあると、じっとそれを眺めたり、絵柄の部分だけを集めたりなど、確認しながら片付けていた。**先生は、急がせることなく、何も言わずに見守っていた。みんなから大幅に遅れることなく片付け**、その子は次の活動に切り替わることができた。

<切り替えのときに、少し時間幅を用意しておくことが大切です。先生の指示ですぐ行動できるとは限りません。片づけ、準備にかかる時間には個人差があります。指示は切り替えの合図になるので必要ですが、それからの行動化までの時間を少し余分に考えておきます。切り替えの知らせ方として、声がけ、スケジュール表、時計、チャイム、音楽などがあります。音楽には時間幅があるので、場面によっては大人もゆっくり見守れるので有効な手段です。反面、時間へのこだわりが出てくると守りすぎ、決められた時間に片付けが終わらないとパニックを起こすこともあります。何事にも「幅」があることを伝えておきます。>

■小学校2年生のアスペルガー症候群の女児。何でもよく出来る子。勉強が出来、ピアノの腕前はなかなかのもの。絵も上手、おしゃべりも好き。新しいものがあるとすぐ興味をもつ。ある日、お父さんは本人を動物ふれあい広場につれていった。犬や猫、やぎなどたくさん可愛い動物がいた。本人は喜々として動物たちと触れ合った。そろそろ、帰宅の時間。お父さんは、帰ることを告げた。本人は「まだ、もっと！」と**帰りたがらなかった。そこで、お父さんは、出口のところでバスの時間を確認しているよと告げて、出口のところで待っていた**。ほどなく、本人は出口で待つお父さんのところにやってきた。

<子どもに「もっと！」と言われると、何時間も戻ってこないのではと思ってしまいます。ある程度の時間を楽しませたあとであれば、「もっと！」はそんなに長いものではありません。アスペルガー症候群の子の子どもには、自分で決めたい傾向がありますので、大人は大枠を示し、子どもからの出方を見守っていてよいでしょう。>

■中学校1年生のアスペルガー症候群の男子生徒。今度、体育祭がある。体育は苦手だし、集団で一緒にやることにも関心をもてなかった。できれば避けたい。もしものときは学校を休むつもりでいた。出る競技を選ぶことになった。他の生徒はどんどん決まっていったが、本人はなかなか選ぶことができなかった。**先生は、本人が出来そうな競技をいくつか提示し、ゆっくり選ぶよう話した。選んだら伝えるようにだけ指示して、待った**。2日後、本人の方から、

徒競走に出ると言ってきた。

<アスペルガー症候群の子どもは自分の思う通りにしたい特質をもっていますが、いざ決めるとなると、関心がさほどない事柄に関しては、迷いやためらいが出てくることがあります。そのようなときは、大人が子どもの特質を考えて整理してやり選択の枠を提示して、決めるまでの時間をとってやりましょう。>

「あ・ゆ・み・よ・り」の「み」

> みつけようこどものいきがい
> （見つけよう子どもの生きがい）

「自由な時間」は何をすればいいの？

　子どもは自由が大好きです。何をやってもいいよと言われると、うきうきし、わくわくします。でも、広汎性発達障害の子どもは何をどうしてよいかわからず、戸惑い、不安になることがあります。もちろん、リラックスできる家庭で興味あることで自由に遊ぶことは大好きですし、慣れ親しむ集団の中の一定の決められた自由時間では、自分の好きな遊びを見つけて過ごすことがあります。でも、突然自由が与えられると、あるいは、はじめての環境で好きに遊んでよいといわれると、やることが見つけられないことがあります。そんなときは、うろうろしたり、ぴょんぴょん跳んだり、高いところに登ったり、落ち着きがなくなります。友だちを押して、友だちが怒って追いかけてくるのを楽しむような調和を乱す行動が出てくることがあります。不安な表情で大人のそばに佇むこともあります。

　とくに、中途半端な自由時間にそれが起こりやすいのです。た

とえば、幼稚園・保育園ですと、集まりの前の時間、給食の前後などです。学校に入ると、休み時間やたまたま出来た自習時間などです。何をしていいか分からずに、それが苦痛で学校を休むこともあるのです。

プランすることは苦手

広汎性発達障害の脳の特徴が、だんだん明らかになってきています。

大脳皮質で注目されているのが、前頭葉の機能不全です（Ozonoff 他, 2004）。前頭葉のはたらきは、計画の遂行、状況に対する柔軟性、行動のコントロール、推論などです。課題場面では問題解決力、自由場面ではプランニングをして実行する力としてその機能があらわれます。

広汎性発達障害の子どもは、このはたらきが不十分だと考えられています。柔軟に遊びを組み立てて、その場面、その時間内でおさまるように時間調整をしながら実行することが苦手なのです。「どうする？」「何をしたいの？」とまわりの人が訊いても、どうしてよいかわからないのです。

手伝い、役割、遊びを選ばせる

自由な場面で、うろうろしたり、いたずらが多い場合は、その子どもの関心や能力に合った手伝いや遊びを考えてやりましょう。とくに、「手伝い」には興味を示すことが多く、子どもは喜んで引き受けます。手伝いをして、先生にほめられる経験は子どもには嬉しいことですし、自信につながります。「手伝う」という愛

他的マナーの獲得にもなるでしょう。

　役割を与えることもよいでしょう。「〜係」「〜当番」というような目的をもった役割は受け入れやすいのです。子どもは責任をもって係をやり遂げます。もちろん、やり遂げることにこだわって子どもの負担が大きくなりすぎないように、配慮は必要です。子どもがまわりに適合した行動をすることで、まわりの人のその子どもに対する印象が好転することもよくあることです。

　遊びの提案もよいでしょう。新しい遊びを経験することにもつながりますし、他の子どもとのかかわりの接点にもなります。

　ただ、そのときに、一方的な与え方がよいとは限りません。子どもの関心事と一致すればよいのですが、お仕着せになることは避けたいものです。

　いくつかの役割や遊びを提案し、子どもに選ばせます。自分で「決定」する、「選択」することは、子どものよい経験になります。

「見つけよう子どもの生きがい」＜うまくいかなかった対応の例＞

■幼稚園年中組の自閉症の男の子。昼食前の時間が大変だった。ある女の子に興味があって、ちょっとしたすきに女の子を叩き、女の子の持ち物をとりあげていた。女の子が泣いても、かまわず、繰り返していた。先生が何度注意してもやめなかった。とうとう女の子はおびえるようになった。母親が心配し幼稚園へ問い合わせた。その子は、いじめようとして叩いたわけではなかった。女の子に関心があり、かかわりたい気持ちをそのようなかたちで表わしていたのだった。また、女の子が泣くことは一つの楽しい反応だった。母親の心配を受けて、**先生は女の子のそばにつくことにした**。ところが、ガードすればするほど、その子は女の子に寄って行くようになった。ついに、女の子の母親は幼稚園を辞めさせたいと申し出た。

＜先生が女の子のそばについて守るという方法は、かえって子どもの意識をそこに向けさせる結果になります。そのような時間帯は、子どもに役割や楽しい遊びを与え意識を別の方向に向けさせましょう。友だちとのかかわり方は別の場面で学習させるとよいでしょう。自閉症の場合は相手の感情理解がむずかしく、相手の泣きや怒りを理解できず、一つの反応として受けとめ、繰り返すことがあります。別の機会に、絵カードなどを用いて表情理解の学習をするとよいでしょう。感情理解を学ぶ契機になります。＞

■小学校5年生のアスペルガー症候群の男児。転校してきたばかり。休み時間をどうして過ごしてよいかわからない。絵を描いたり、クラスメートが数人で遊んでいるまわりをうろうろしたり、ときどきは中に入れてもらうが思うように行かないと抜けたり、サイレンの音が聞こえると廊下をダーっと走って端の窓からのぞいたり、その日その日で、落ち着きなく過ごしていた。窓外の車や景色を見ているうちに、次の時間に間に合わずに遅れて教室に戻ることもあった。**先生は、その都度、本人に注意をし、他の生徒と同じように過ごすよう指示した。**そういわれても、どうしてよいかわからない。次第に、本人は休み時間がストレスになり、登校を渋るようになった。

＜何をしてよいか分からない、ましてやそれを注意されることは、アスペルガー症候群の子どもには大きなストレスです。休み時間に次の授業の準備をさせるなど人の役に立つ経験をさせることも、一つの過ごさせ方です。＞

「見つけよう子どもの生きがい」＜うまくいった対応の例＞

■保育園年中組の自閉症の男の子。日頃から給食運搬の手伝いをしていた。給食のおばさんと顔見知りになった。おばさんに毎回ほめられ、その子は喜んで運搬をした。**おやつの後の食器片付けは保育士の仕事だったが、それもその子の役割として定着させるようにした。**一日2回、給食室とかかわりができ、その子は喜んでその役割を果たした。

■中学校1年生のアスペルガー症候群の男子生徒。友だち関係でうまくいかず、登校を渋りはじめた。そこで、**担任は、本人が植物好きであることを知っていたので、花壇の世話を本人にやってもらうことにした**。花壇に植える植物の種類を選ぶこと、土のブレンド、苗や種の植え付け、肥料や水撒きなど一連の作業を、本人に任せることにした。本人は、張り切って引き受けた。休み時間にその作業をするようにしたら、興味をもった他の生徒が手伝うようになった。**本人は、植物の知識を披露したり、指示したりと、その場面で、リーダーシップを発揮するようになった**。登校も安定し、元気になった。

<子どもの自己評価を改善するために、大人が関与する形で、リーダーシップが発揮できる経験を与えることは有効な手段となりうるでしょう。何かを成し遂げるために、自分が先頭にたって頑張った経験は、自己効力感を高めます。>

「あ・ゆ・み・よ・り」の「よ」

よみとろうこどものこころ（読みとろう子どもの心）

どうして口で言えないの！

　ある日、久しぶりに家族でレストランに出かけたが、子どもが、なぜか入り口のところで止まってしまい中に入ろうとしない。「ほら、入りましょう」と促しても入らない。お母さんは、いらいらして「どうして入らないの？」と訊く。でも、子どもは答えない。また、こんな場面もあります。ある活動をしているとき、いつのまにか先生のそばに立っている。先生は「どうしたの？」と訊くが、子どもは何も言わない。

　何かあったとき、その場で、ことばで自分の気持ちや意志をあらわすことは、広汎性発達障害の子どもにとっては難しいことな

のです。子どもは、大泣きしたり、物を投げたり、立ちすくんだり、黙ったり、すみっこに行ったり、あるいは、不機嫌になったりなどの行動で気持ちを表現します。たいてい、そのようなときには、まわりの大人は、「どうしたの？」「何しているの？」「ほら、そんなことしないで」と言うことばを投げかけます。それに対して、子どもは何も語りません。大人はイライラして、重ねて「どうして口で言えないの？」と問い詰めてしまいます。

自己表現は難しい

広汎性発達障害の子どもは、関心事についてはたくさん話をし、関心事に人を付き合わせたいときには、積極的に指示や要求を出します。

ところが、日常生活の中では、自分の要求や意思を自然な形で出すことは多くはありません。要求や意思を出したとしても、「〜をして下さい」「〜をちょうだい」という相手への直接的表現よりも、たとえば、○を取ってほしいとき「○がここに入る」などのような間接的表現が多くみられます。あるいは、表情や身振りで表現し、相手の察知を待ちます。

コミュニケーションの学習がすすむと、相手にふつうの表現で要求することができるようになります。ただ、相手の要求に返答するときは、相手を意識した返答ではなく、自分の側に立った表現になることがあります。たとえば、しなければならないことを「○をして下さい」と要請されたとき、すぐに応じられないとき、ふつう「わかりました。△をしてから○をします」と答えるところ、「△をしているからできません」という答え方をします。

気持ちを伝えることはどうでしょう。自分の心の動きを察し、相手に伝わることばで表現することは、とてもむずかしいのです。「何をしたの？」の事実を問う質問に答えられても、「どうだった？」の感想を問う質問は答えにくいのです。心の状態がどうなのか自分でもわからないときと、わかっていても適切な表現が出てこないときがあります。「感想」や「作文」が苦手であるのは、それらが内面のふりかえりと自己表現を必要とする分野であるからです。

　このような伝達機能・自己表現機能の不全はコミュニケーション障害の一つのあらわれです。年齢が上がって、自己の内面のふりかえりが可能になったとき、「あのときはこういう気持ちだった」と話すことがあります。また、何かのとき（切羽詰った状況や、リラックスしたときなど）驚くほど自分を語る瞬間があります。決して内面を語ることができないわけではありません。その力は水面下では発達していても、それが出るときには、何らかの条件や状況が必要なのでしょう。会話ではむずかしくても、書くことでなら表現できるということもあります。しかしながら、日々の生活では、まさに「今」の場面での意思交換としての自己表現が求められます。うまくいかないことが多いのです。

気持ちや意思の代弁

　状況から、子どもが何を言いたかったのか、何を要求したかったのか、ある程度は察することができます。少なくとも、嫌だったのか、何か欲しかったのか、うれしかったのか程度は察することができます。子どもが口に出せなくとも、こちらから「〜〜な

のね」とことばを添えてやりましょう。それが子どもの心の状態に合っていれば、子どもはわかってもらえた、受けとめられたと感じます。緊張が少しほどけます。それから、「〜〜と言えばいいよ」とか「そのときはこう言おうね」と伝達の手本を示してやりましょう。そのようなはたらきかけを通して要求の表現や意思の表現の仕方を少しずつ覚えていくことができます。

「読みとろう子どもの心」＜うまくいかなかった対応の例＞

■幼稚園に通う年長組の自閉症の男の子。プール遊びの日。水遊びが大好きなので、勢いよくプールに飛び込んだ。水をパシャパシャと楽しそう。ジョウロで水をこぼすと、きらきらと水が光って心地よい。いつまでもやっていたい。突然、友だちが「かして」とジョウロを取ってしまった。楽しい遊びを急に奪われて、その子は、とっさに友だちのジョウロをもつ手の腕に噛みついた。大声で泣いた友だちの声をききつけて、先生が走ってきた。**先生は噛みついた事実だけに対応した。その子は強く叱られた**。叱られたことで、その子は混乱し、パニックになってしまった。

＜噛みつきに表現されていた子どもの気持ちを受けとめることをしなかったため、いきなりの叱責の意味が分からず混乱を引き起こしたと考えられます。まずは「ジョウロ、貸したくなかったのね」と子どもの心に共感してやりましょう。そのあと、「断り」「拒否」のことば（たとえば「あとで」「今使ってるの」など）を教えていきます。それらのことばを自発的に使うことができるようになるまでは時間がかかりますが、不適切な行動を注意するよりは、先につながるために有効な対応です。＞

■中学1年のアスペルガー症候群の女子生徒。学校生活に慣れ、アニメや漫画の話では友だちと楽しくおしゃべりをし、交友関係も順調にすすんでいた。先生もその姿を見てほっとしていた。ある日、

学級会で、自分自身のことを一人一人語る時間が設けられた。本人の番になった。**先生は、本人は趣味のことは詳しく話をするし弁もたつ、授業であてられればきちんと答えることができるので、当然ふつうに話すことができると思っていた**。ところが、本人は緊張してしまい、しどろもどろになって、落ち着かなくなった。先生は、ふざけているのかと思って、「どうしたの？ちゃんと話しなさい」と注意を与えた。叱られたと感じたのか、ますます、落ち着かなくなった。ついには部屋を飛び出し、階段の下のすみに入り込んでしまった。

＜自分を振り返り話すことができるのは、アスペルガー症候群の子どもは場面や状況によります。緊張や不安が高まると話せなくなることがあります。そのような場合には「次の機会に話して下さいね」あるいは「いざとなると自分のことを話すことはむずかしいですね。自分の好きな趣味のことでもいいですよ」とフォローしてやりましょう。＞

「読みとろう子どもの心」＜うまくいった対応の例＞

■保育園年中組の自閉症の女の子。活発で、外遊びが好きだった。雨の日だった。好きな絵本読みやパズルをしてしまうと、何もやることがない。外に出たくて仕方がない。出たいのに出られないので、だんだんイライラが募り、おもちゃで頭を叩きはじめた。**先生は、そのようすから、外に出られないためと察して、「お外行きたかったよね」と言った**。すると、おもちゃで頭を叩くのをやめて、「お外、お外」と泣きはじめた。先生はだっこして「行きたかったね」と繰り返しことばを添えた。ひとしきり泣いた後、**先生は、雨の日は外には出られないという内容の絵を描いて本人に示した**。その後、雨の日は、イライラしているようすはあったが、「雨の日はお外行きません」と自分に言い聞かせるように言い、頭を叩くことはしなくなった。

<要求や意思を「行動で表現する」から「ことばで表現する」ようになることは、生活のやりやすさにつながります。自閉症の子どもは幼児期に思いが通らないとき、遊びを中断されたときに、床や壁に頭を打ち付けることがあります。ことばが発達し、少しずつコミュニケーションに使えるようになると、そのような行動は減っていきます。イライラや戸惑いで自分の手や服を噛むことは残りますが、そのさいも丁寧にことばを添えて、少しでもことばを使うようにもっていきましょう。ことばの発達の遅れている自閉症の子どもでも、コミュニケーションに単語レベルのことばを使えることがあります。>

■中学校2年のアスペルガー症候群の男子生徒。ゲームが大好き。同じゲームを好む男子と友だちになった。友だちはよく本人の家に遊びに来ていた。本人の兄も交えて、一緒にゲームを楽しんだ。ゲームの話題でも盛り上がり、楽しい時間を過ごしていた。友だちは、本人のソフトを借りたがった。それは、本人が途中までやっていたものでクリアしていないソフトだった。明日続きをやるつもりでいた。友だちは気軽に「かして」と言った。貸したくなかった。しかし、なかなかそれが言えずに、イライラした表情になった。**やりとりを見ていた兄は、「そのソフトは貸したくないんだよね」と一言ことばを添えた**。すると、本人はホッと安心したように、「明日使うから」とことばをつなげた。**友だちが帰った後、兄は本人に貸したくないときのことわり方を教えた**。その後は、友だちに貸してと言われたとき、それを貸したくないときは、兄に教わったとおりの言い方で返すようになった。

<アスペルガー症候群はことばには問題がない、コミュニケーションは大丈夫というのは誤解です。たしかに、ことばはよく知っていますし、大人びた表現を使ったりするので、問題なくみえるのでしょう。ことばがたくさん頭に入っているのですが、うまく整理できていない印象があります。子どもの場合ですと、物とことばがときどき不一致になる、表現が混乱するなどがあります。一つのことばから連想的にことばがつながっていき、脈絡のない話し方になることがあります。興味のある話題では理路整然と話ができるのに、そうでないと、まとまらない話になる、といったムラもあります。コミュニケーションは、そのときの状況に左右される傾向があります。安心できる環境や落ち着いた気持ちの状態にあるときはうまく話ができますが、緊張や不安があると話ができなかったり、返答が

> が混乱したり、ときには、返答の結果にまで気をまわしすぎて無言になるといったことも起きます。状況に左右されることを理解し、安心して使えることばの表現を教えることは大切です。それがあとで役に立つでしょう。>

「あ・ゆ・み・よ・り」の「り」

りかいすることはあいすること
（理解することは愛すること）

可愛がることがあだになる？

　障害があるなしにかかわらず、子どもは可愛いものです。もちろん、子どもの障害を受け入れるまでの間は、一時的に子どもの存在にうろたえる親の気持ちはあるかもしれません。でも、障害も含めまるごと子どもを受け入れることで、子どもは無条件に可愛くなっていくものです。

　親や親戚、幼稚園・保育園の先生、学校の先生など、子どもにかかわる人々は、子どもを可愛がり、将来のことを考えて、しつけをしようとします。そこには、愛情に満ちたはたらきかけがあります。

　しかし、子どものことを思い、愛情をかけても、子どもが怒り、反発したらどうでしょう。こんなに思っているのに、どうして、応えてくれないのだろう、それどころか、嫌われて、避けられてしまう……大人は、むなしさに襲われ、悲しい気持ちになります。

可愛がることの一方性

　大人が子どもを可愛がるときは、大人それぞれのやりかたです。

からだを使った遊びをしたり、お話をしてやったり、好きなおもちゃを与えたりします。しつけるときもそうです。自分の親にされたように、また、一般的な子育ての仕方で、一生懸命しつけます。家庭ばかりではなく保育所、幼稚園、学校でも同様です。それは、とくに意識せずに行っている自然のいとなみです。

　子どもが障害を抱えている場合はどうでしょうか？　手をかけ声をかけて大事に育てること、それが可愛がることです。それは至極当然で、大切なことです。でも、子どもがしようとしていることにすぐ手をかしたり、わからないときすぐ声をかけたり、つねに目をかけ手をかけることが可愛がることであれば、それは、ときに、子どもに苦痛やストレスを与えかねません。通常であれば、愛情をたっぷり注げば、それに応える子どもがいます。しかし、広汎性発達障害の子どもにとって、そのような「可愛がり」は、大人からの一方的な愛情なのです。「やりとり」の質的障害ゆえに、その一方性が子どもの特質や状態によっては受けつけにくいものになるのです。また、大人がかけた愛情への恩返しが必ずあるとは限らないのです。子どもが「冷たい」わけではありません。人への応答性や反応性のあり方がそうさせるのです。では、どのような可愛がり方がよいのでしょうか？　高機能自閉症を抱える成人の方（Lawson,W., 1998, ニキ・リンコ訳, 森口, 1996）が、その著書中で、ずっと後になって、子どもに添ったかかわりをしてくれた人、見守ってくれた人をうれしく思い返すことがあると語っています。子どもは、無条件に可愛がる人より、自分のペースや関心興味に添ってかかわってくれる人を必要としているのかもしれません。

理解することは愛すること

　広汎性発達障害の子どもは、とくに、高機能タイプ（知的障害がないタイプ）の子どもは、一見して、障害がわかりにくいものです。マイペース、こだわっている、誘いに応じにくい、動きが多いなどの特徴は行動からみてとれますが、なぜ、そういう行動になるのか、その根底にある障害特質を汲み取ることは容易なことではありません。同じ障害名がついていても、障害の程度、それぞれの能力、個性によって、一人一人の行動がちがうことはもちろんのことですが、障害にはその障害たるゆえんの特質があるのです。それを理解しながら、接するのは簡単なことではありません。日々の生活では、行動の理由が分からないまま、どう対応したらよいのか迷うことが多々あるのです。障害があるなしにかかわらず、人とは複雑な存在だからです。

　それでも、養育、保育、教育の現場で、子どもの困難さの行動の理由を直感的に察して、あまり意図せずとも、子どもに合った対応や接し方を自然にしている人に出会うことがあります。それは、理解と愛情が自然に結びついているすばらしい関係です。でも、まわりの人すべてがそうであるとは限りません。どうしたら理解できるのでしょうか。

　まず、障害特質の理解が必要です。子どもはどのように周囲を感じているのか、どのように認知しているのか、どのように記憶しているのか、どのように注意を払っているのか、どのように人とかかわるのか、コミュニケーション力やその方法はどうか、何に関心をもっているのか、さらに、子どもは今どのようなはたらきかけを必要としているのか、どのような面が発達しはじめてい

るところなのか、などを理解する努力が大切なのです。ふだんのかかわりが一番の理解の方法ですが、別の方法でさらに理解を深めることができます。その方法とは専門機関での心理学評価です。そこで行われる心理検査（発達検査、知能検査など）や行動観察は有力な理解の方法です。ふだんの生活では見えにくかった特質があきらかになったり、出来ないだろうと思っていたことが出来るようになっていたり、次の段階のはたらきかけのポイントがみえてきたりと、子どもの理解に役に立つのです。

　子どもの障害を理解することは、単に、特質やレベルを理解することだけではありません。子どもの心を理解することがもっとも大切なことなのです。それは、子どもが感じる楽しさ、嬉しさ、困惑、不安、悲しみ、苦しさ、嫌悪、恐怖などの感情、意欲や有能感、悩みや希望に共感することです。子どもの困難さに共感し、子どもの気持ち、見る世界、感じる世界に大人が歩みよって行くことです。その歩みよりや共感に基づいてはじめて、子どもに合った対応が生まれてくるのです。大人の一方向性の愛情だけでは、また、大人が自分で考えた対応の枠組だけでは、子どもと信頼関係を築くことはできません。理解することが子どもを愛することなのです。

「理解することは愛すること」＜うまくいかなかった対応の例＞

■幼稚園年長組の自閉症の男の子。目のくりくりした可愛い顔立ちの子どもで担任の先生は目に入れても痛くないほどに可愛いがっていた。年少組のときから、集団活動が苦手で、誰もいない準備室に入って、数字を書いたり、エレベーターの絵を描いたりして一人

第4章　あゆみより──すべての子どもたちへの対応

で過ごしていた。それ以外は大好きな先生の胸に抱っこされていることが多かった。先生は、教室に入らないその子をいつも気にかけていたが、ことばで促しても入りたがらないので、いつも抱っこして教室に入れていた。その子は先生のやわらかい胸に抱かれるのが好きで少しの間はいられるのだけど、集まりの流れがまだ分からず、また、教室の賑わいや、女の子の甲高い返事の声が頭に響き、よく教室から飛び出していた。先生は、その都度追いかけてその子を抱っこして、何度も連れ戻した。先生は**教室に入らないのは障害のためと思っていたが、なぜ教室に居られないかを考えることはなかった。先生は障害のため集団生活になじみきれないその子をかわいそうに思い、抱っこで３年間接した**。知的能力が高く、集団の流れのルールを理解する力は育っていたが、就学近くになってもそれを身につけることはなかった。

＜障害の行動特徴や理由を理解しなかったため、抱っこ以外の手段がとれなかったと考えられます。過敏さに配慮しながら、視覚的な手がかりを用いて少しずつ教えていけば、集団のルールをある程度理解し、それに合わせることができた可能性があります。「可愛い」と「可哀そう」ということばはときどき同居することがあります。すると「愛する」と「哀れみ」も同居することになります。愛することに哀れみの感情が入ることは、障害をもつ子どもの人としての尊厳を傷つけかねません。つねに「愛する」姿勢で接することが大切です。＞

■保育園年少組の自閉症の女の子。まだ、相手の要求に応じることができない。おもちゃの犬を指して自分からは「ワンワン」と言うのに、お母さんが「ワンワンどれ？」と訊いても指差さないし、「ワンワンちょうだい」と要求しても渡すことをしない。どうして「ワンワン」の意味が分かるのに、渡さないのか不思議だった。心配したお母さんは、近所の**障害の子どもに接したことがある友人に相談し、その友人がお母さんの心配を受けて、その子に「ちょうだい」を教えることになった。友人は熱心に愛情をもって取り組んだ。その子は「ちょうだい」と言われれば、持っているものを渡す特訓をやらされた。嫌がれば抱きかかえられて、持っている手を相手に**

突き出し物を渡すことを何度もくり返しやらされた。あきらめたのか、その場では「ちょうだい」と言われれば物を渡すことができるようになった。しかし、通う保育園では、先生がその子がもっているものに「ちょうだい」と手を差し出すと、先生の手を強く払いのけるようになった。また、「ちょうだい」ということばだけで、険しい表情になり、奇声をあげるようになった。

<自閉症では、相互性の障害という特質のために、自分から要求を出すことはあっても、相手の要求に応じる困難さがあります。まずはそれを理解する必要があります。応じる方法（物を渡す、指差しする、返事をするなど）を、お手本を示しながら少しずつ教えていくと、パターン的であっても覚えていくものです。無理に教えむことはその場で出来ても、結果的には逆効果です。「押さえ込まれた」「させられた」経験はマイナス経験として、子どもとの信頼関係を築きにくくさせます。また、別の場面で、同じ経験をさせられると激しい拒否が起こることがあります。>

■中学校1年生のアスペルガー症候群の女子生徒。担任の先生は、アスペルガー症候群だと知らされていたが、詳しい内容は知らなかった。人とうまくかかわれない、こだわることがある程度の知識はあった。**友だちとのかかわりがうまくいかないだろうと思って、先生はその子に努めて声がけをするようにした。障害があっても中学校生活を乗り越えられるよう、一生懸命かかわった**。先生の思いとはうらはらに、つねに、声がけされ、こと細かな指示を受け、自分なりに中学校に適応しようとしていた本人には、先生の対応が次第に負担になっていった。次第に教室から遠のくようになった。不登校になっては大変と、先生は心配して、本人に保健室で過ごすことを提案した。保健室では、自分の好きなイラスト描きなどをして過ごした。少し、気持ちが落ち着いた。安定してきた本人に先生は、今度は、勉強の遅れを心配して、保健室でプリントをやるよう指示を出した。やっと落ち着けたところに、再び矢継ぎ早に指示が出されたため、その後の疲労感や圧迫感を先取りした本人は、次の日から登校しなくなった。そして、先生からの電話や訪問を一切受けつけなくなった。

第4章　あゆみより――すべての子どもたちへの対応

<よかれと思ってやることが、かえって、子どものストレスになることは往々にしてあります。アスペルガー症候群の特質の一つは、子どもの心に踏み込む大人の対応を受けつけないことです。大人の一方的な指示や提案が重なると、子どもは自分のペースが抑えられ、負担になっていきます。子どもには「困ったときはいつでも相談に来なさい」と見守りのメッセージを伝えたり、そのときどきで、子どもの気持ちを受けとめことばで共感してやるなどの対応がよいでしょう。担任の先生でなくとも、自分の気持ちに理解を示し親身になって助言してくれる大人(保健室の先生、スクールカウンセラー、学年主任の先生など)が学校内にいることだけでも、適応や心の安定に役に立ちます。担任の先生一人で抱え込まず、それぞれの役割で対応を分担するのがよい場合があります。>

「理解することは愛すること」<うまくいった対応の例>

■幼稚園年長組の自閉症の男の子。集団の流れを理解し、応じることができるようになってきた。しかし、ときどき、女の子の笑い声や年少組の子どもの泣き声が苦痛になって、耳を塞いだり、大声を張り上げたりした。**先生は、聴覚過敏が強まったことを察し、廊下にその子が落ち着けるコーナーを作った。そこは不快な音から身を守ることができる場所だった。**その子は、必要なとき、そこで気持ちの立て直しをした。前よりも、集団活動に落ち着いて参加できるようになった。

<聴覚過敏は音があたまの中で響き渡り、苦痛を伴うとの当事者の発言があります(森口,1996)。それが軽減されるまでは、それを避ける対応がよいでしょう。聴覚過敏に限らず、感覚過敏への配慮は必要です。大人が思う以上に子どもに苦痛を与えます。幼少期は偏食という形で、食べ物の味覚、舌触り、におい、色合い、温度に過敏で、食べ物を受けつけないことがあります。無理強いは避けます。作った料理は食卓につねにのせ、一口だけ、あるいは、少しなめてみるだけの促し程度にします。苦手な食べ物に少しずつ慣れていくことがあります。料理法を変える(色合いや温度を変えるなど)ことで、食べられるレパートリーが増えていくことがあります。感覚受容の問題(過敏さ、鈍さ)は、思いのほか、子どもの生活に深刻な影響を及ぼします。一時的に不登校になった高機能自閉症の男子生徒は、不登校の原因は学校の水道水が飲めなかったこと、制服のシャツの締め付けが苦痛であったことであると話しました。担任に家から水筒をもってきてよいか、運動着で過ごしてよいかと申し出たところ、みんなはそうしていないと一

蹴され、耐え切れず、学校を休んでしまったのです。過敏さがもたらす苦痛を理解し、回避や軽減の方法を考えてやることが大切です。>

■保育園年中組の自閉症の男の子。その子は数字が好きなので、先生は日々の流れや行事の順番を数字で示していた。そのような工夫があって、その子は保育園のスケジュールに合わせられるようになっていった。ただ、昼寝の寝起きが悪かった。そのときは着替えやおやつの準備が出来なかった。**まだ完全に目覚めていない状態では、集団のにぎわいや動きが受けつけにくいのではと察した先生は、パーティションを用意した。その子の好きな青色でペイントしたダンボールでパーティションを作り、教室の隅に置いて、その中で着替えさせた。**すると、その子はその場で落ち着いて着替えができた。寝起きの悪さはあったが、前よりも、その時間をおだやかに過ごすことができるようになった。

<自閉症の子どもは、基本的には、絶えず変化する集団の刺激を受けつけにくいところがあります。刺激の少ない環境を用意するとよいでしょう。とくに、コンデイションが良くないときは、ひとりでいられる場所が必要です。そのような場所がないときは、パーティションなどで空間を仕切ってやるのも一方法です。>

■中学校1年生の自閉症の男子生徒。勉強することが好きで、とくに数学は得意だった。しかし、休み時間の過ごし方が分からず、他の生徒が話しかけてきても、どぎまぎし、応えることができなかった。みんなはわいわいと楽しそうにおしゃべりしている…でもどうしてよいか分からない。それは苦痛の時間帯だった。**うろうろしている本人の姿を見た担任は、本人が今興味をもっているのが勉強であること、自由に過ごすことが苦手であることを知って、休み時間の過ごし方を本人に呈示した。**たとえば、最初の5分間はトイレや水飲みに行く時間、次の5分間は自分の好きな勉強か次の授業の教科書を読むなど。本人はやることがはっきりし、休み時間が苦痛でなくなった。

第4章　あゆみより──すべての子どもたちへの対応

＜休み時間の過ごし方は、自閉症の子どもにとって大切です。過ごし方の手本を示すことにより、安心して過ごすことが出来るようになります。また、長い休み時間は図書室で過ごすことを促してみましょう。静かであること、本があることは、自閉症の子どもには最良の空間です。普通高校に在籍の高機能広汎性発達障害を抱える生徒を対象にしたアンケート（仁平、2012）でも、「ほっとできる時間・場所」の質問にもっとも多かった答えが「図書室」（69％）でした。また、休み時間、心の中で歌を歌って過ごす生徒に出会ったことがあります。好きな歌を心で口ずさんでいると、一人でおだやかに過ごせるといいます。「ストレスをかわす」方法が、より「充実した時間をもつ」方法に進化した例といえます。＞

■保育園年中組のアスペルガー症候群の男の子。まわりの刺激に翻弄されて落ち着かず、また、イメージがどんどん頭の中で浮かんでおしゃべりも止まらず、集団の中では、いっときもじっとせずに興奮状態が続いていた。ちょっとしたことでいわゆる「キレた」状態になったが、落ち着かせたくとも、場所も人手もなかった。**先生は、以前、その子があるぬいぐるみを大事そうに触っているのを思い出した。もしかしたら、好きな感触なのではないかと察して、それに近い感触のぬいぐるみを用意した。その子がキレそうになったとき、「うさぎさんを持つと、○○ちゃんのお顔やさしいお顔になるよ」と持たせてみた。** 険しい目つきがすっと消え、おだやかな表情になった。静かな廊下で少し休ませると、その子は落ち着いて教室に戻ることができた。

＜アスペルガー症候群の子どもにとって、情動のコントロールがもっとも大切です。怒り、不安、恐怖、落ち込み、興奮、喜びなど、いろいろな感情が強く出やすく、それによって、まわりと軋轢を生んだり、さらにストレスを抱え込んだりして、出口のない状態に追い込まれることがあります。「高ぶり」を下げることは、大切な対応です。問題解決の前に、まずは落ち着かせることです。落ち着かせ方はいろいろあります。飲み物を飲ませる、深呼吸をさせる、やわらかい感触のものをもたせる（幼児期〜児童期にはぬいぐるみ、タオルなど）、静かな場所で休ませる、何も言わずそっとしておく、そのときどきのやりかたになります。このような対応を続けることで、促されなくとも、自ら、落ち着く方法をとることができるようになります。「自分で自分の感情をコントロールする」方法を会得する方向へ導くことが、アスペルガー症候群の子どもへの最大の愛情なのです。＞

あとがき

　時の流れは止まることがありません。この世に生を受けてから、子どもはまわりの人たちとかかわりを持ち続け、成長していきます。養育者、保育者、教育者などまわりにいる人々から、子どもは社会を生き抜く力を教えられていきます。健常に生まれついた子どもは、「やりとり」を通して、それらを自然に身につけていきます。

　「やりとり」の障害である自閉症やアスペルガー症候群の子どもにとって、その道がいかに険しいものかは想像に難くありません。道の険しさは、子どもばかりではありません。養育者、保育者、教育者もまた、多くの困難に出会います。どう接したらよいのか、どう対応したらよいのか、どう教育したらよいのかを考え、毎日、奮闘を続けます。

　対応する保育者の感情を調査したことがあります（仁平, 2007, 2008）。自閉症タイプの子どもに対応している保育者とアスペルガータイプの子どもに対応している保育者の中に湧き上がる感情を比較してみました。自閉症タイプに対応している保育者には、適切な対応が何かわからないとき「困惑」し、感覚のちがいを感じたとき「不思議」に思い、小さな成長をみたとき「嬉しい」気持ちになり、子どもが落ち着いたとき「ほっと安堵」の気持ちになる傾向がみられました。アスペルガータイプの子どもに対応している保育者には、想定外の行動に「驚き」、注意しても繰り返

すときに「怒り」を感じ、保育者の思いが伝わらないときに「苛立ち」、やがて「むなしさ」「悲しみ」の感情に襲われる傾向がみられました。一方で、思いがけない子どものやさしい行動に「嬉しい」気持ちになることもあり、揺れ動く感情が示されました。どちらかといえば、アスペルガータイプの子どもに対応するときの方が、ネガティヴな感情が湧き上がりやすいようです。保育者が一生懸命になればなるほど、感情の軋轢が生じやすいアスペルガー症候群の特質が、この結果にもあらわれていると考えます。

共通していた感想は、両タイプを含む広汎性発達障害児の保育が「健常児や他の障害児との保育とに違いがある」（87.5%の保育者）というものでした。それが、「対応の迷い」（97.7%の保育者）を生み、「疲労感」（93.0%の保育者）を強めていたのでした。いわゆるふつうの保育の枠組みでは、うまくいかないのです。質的な障害であるゆえんでしょう。広汎性発達障害児にかかわる者は、自分の枠や視点をいったん外さなければなりません。それはなかなか大変なことです。それでも、保育者、教育者はそれぞれの立場をきちんと維持しながら、まずは、子どもへ歩み寄り、子どもの心を見ることからはじめましょう。そこから、適切な対応や指導が生まれてくるのです。

H. アスペルガーは、子どもの対応に携わる者の姿勢をこう記しています。

第3章にあげたものと重なりますが、今一度書き記しましょう。

あとがき

> - 教師は何においても穏やかで冷静でなければならず、自制心を失ってはいけません。
> - 教え方は、押しつけがましくなく、クールで客観的な態度でなされなければなりません。
> - これらの子どもたちの指導には、高度の努力と集中力を必要とします。教師には、並々ならぬ内面的強靭さと自信が要求され、それを保つのは決して容易ではないのです！
> - いかにむずかしい子どもであっても、指導や教育を受ける力をもっていて、しかし、それができるのは彼らに本当の理解と愛情を注ぎ、そして思いやりと、しかもユーモアまでも示せる人に限られます。

　これはなかなかハードルの高い姿勢ですが、心配はいりません。実際の保育者は、「同僚と話をする」（90.4％の保育者）「専門機関の人に相談する」（81.4％の保育者）ことで、対応から生まれるストレスを解消して、この姿勢を保ちつつ前進しているのです。そして、これらの子どもたちの保育にあたる上で、もっとも重要な条件として、保育者の多くは「保育所・職員間での子どもの共通理解」をあげています。一人の保育者の力量にまかせるのではなく、子どもの特質の共通理解をはかりながら、全員で対応にあたるということです。これにつきるのではないでしょうか。

　もう一つ忘れてはいけないことがあります。それは、子どもには主体的に学ぶ力があるということです。自閉症の子どもは、まわりをよく観察しています。その観察をもとに、同じ行動を再現し、その過程をへて、ふるまい方を覚えていくことがあります。

それは自主的観察学習といえるものです。そのほか、テレビやインターネット、また、書物からも、社会的スキルの知識をいつの間にか会得していることがあります。アスペルガー症候群の子どもは、まわりを敏感にキャッチしながら、りっぱなマナーやふるまいを覚え、思わぬところで発揮することがあります。そのふるまいが一時的であったにしても、それをみとめてやることで、社会的に許容される行動が持続する契機になります。自主性は子どもたちが人生を楽しむ大きな原動力にもなります。自主性を育む環境を整え、主体的な行動や自ら得た知識をスキルにまで高めてやるのは大人の責務といえるでしょう。

　これまで、宮城県中央児童相談所、仙台市児童相談所、宮城県多賀城市、塩竈市、大郷町、加美町の保健師さん、保育士さんたちと一緒に仕事をしてきました。この本を書くにあたっては、出会った保護者の方々、障害をもった子どもたち、多賀城市心身障害児通園施設太陽の家、塩竈市公立保育所、多賀城市公立保育所、私立保育園の先生方、地域の保健師の方々に数多くのご示唆をいただきました。心より厚くお礼を申し上げます。障害をもつ子どもと長い時間接しているのは、保護者の方であり、保育所・幼稚園・学校の先生です。障害についての新しい知見、対応や指導についてのあらたな方法は現場から生まれるものです。本書は、子どもたちにかかわる方々が生み出した対応や指導について、その基本姿勢を記したものと理解していだければ幸いです。

仁平　説子

文献

Asperger, H. (1944) Die "Autistischen Psychopathen" im Kindesalter. *Archiv fur Psychiatrie und Nervenkrankheiten*, 117, 76-136.（『自閉症とアスペルガー症候群』ウタ・フリス編著　冨田真紀訳 83-178, 1996, 東京書籍）

Attwood, T. (1998) *Asperger's syndrome A Guide for Parents and Professionals.* Jessica Kingsley Publishers.（『ガイドブック　アスペルガー症候群　親と専門家のために』冨田真紀・内山登紀夫・鈴木正子訳　1999, 東京書籍）

Barron-Cohen, S. The autistic child theory of mind : A case of specific developmental delay. *Journal of Child Psychology and Psychiatry, 30, 285-297.* 1989（『自閉症児の心の理論：特異的発達遅滞説』幸田有史、門眞一郎訳：高木隆郎、M. ラター、E. ショプラー編、自閉症と発達障害研究の進歩 1997 ／ Vol.1、48-60, 1996, 日本文化科学社）

Baron-Cohen, S.,. Leslie, A, M. and Frith, U. Does the autistic child have a 'theory of mind'? *Cognition, 21, 37-46.* 1985（『自閉症児には「心の理論」があるか？』全智奈、門眞一郎訳：高木隆郎、M. ラター、E. ショプラー編、自閉症と発達障害研究の進歩 1997 ／ Vol.1、41-45, 1996, 日本文化科学社）

Chiang, Hsu-Min. Tsai, Luke Y. Cheung, Ying Kuen. Brown, A. & Li, H.（2013） A Meta-Analysis of Differences in IQ Profiles Between Individuals with Asperger's Disorder and High-Functioning Autism. *Journal of Autism and Developmental Disorders* Springer Science+Business Media New York

Dawson, G & Lewy, A. (1989) Arousal, attention and the socioemotional impairments of individuals with autism.（自閉症児の覚醒と注意と社会情緒的障害）（ In G. Dawson (Ed.) *Autism: Nature, diagnosis and treatment.* The Guilford Press. ドーソン編『自閉症―その本態、診断および治療』野村東助・清水康夫監訳　1994, 日本文化科学社, 47-69）

Frith, U.（1989）*Autism:Explaining the Enigma.* Basil Blackwell.（『自閉症の謎を解

き明かす』冨田真紀・清水康夫訳　1991, 東京書籍）

Ghaziuddin, M., Leiniger, L., Tsai, L. (1995) Thought disorder in Asperger syndrome: Comparison with high-functioning autism. *Journal of Autism and Developmental Disorder*, 25, 311-317.

Grandin, T. (1995) *Thinking in Pictures.* Vintage Books. (『自閉症の才能開発—自閉症と天才をつなぐ環』カニングハム久子訳, 1997, 学習研究社)

Guillberg, I.C., & Guillberg, C. (1989) Asperger syndrome—some considerations: A research note. *Journal of Child Psychology and Psychiatry*, 30, 631-638.

Hobson, R.P. (1989) Beyond cognition: a theory of autism. (認知を超えて－自閉症の理論－) (In G. Dawson (Ed.) *Autism: Nature, diagnosis, and treatment.* The Guilford Press. ドーソン編,『自閉症—その本態、診断および治療』野村東助・清水康夫監訳　21-46. 1994, 日本文化科学社)

石川　元（2006）《編集》　アスペルガー症候群を究める I　現代のエスプリ　至文堂

Kanner, L. (1943) Autistic disturbances of affective contact. *The Nervous Child*, 2, 217-250 (『幼児自閉症の研究』十亀史郎・斉藤聡明・岩本憲訳　10-55, 2001, 黎明書房)

Kanner, L. (1971) Follow-up study of eleven autistic children reported in 1943. *Journal of Autism and Childhood Schizophrenia, 1, 119-145*. (『幼児自閉症の研究』十亀史郎・斉藤聡明・岩本憲訳　177-208, 2001, 黎明書房)

Klin, A., Volkmar, F.R., Sparrow, S.S., Cicchetti; D.V. & Rourke, B.P. (1995) Validity and Neuropsychological Characterization of Asperger Syndrome: Convergence with Nonverval Learning Disabilities Syndrome. *J.ournal of Child Psychology and Psychiatry*, 36, 1127-1140.

Landry, R. & Bryson, S. E. (2004) Impaired disengagement of attention in young children with autism. *Journal of Child Psychology and Psychiatry*, 45, 1115-1122.

Lawson, W. (1998) *Life behind Glass: A personal account of autism spectrum disorder.* Southern Cross University Press. (『私の障害、私の個性。』ニキ・リンコ訳　2000, 花風社)

森口奈緒美(1996)『変光星－ある自閉症者の少女期の回想』,飛鳥新社.

森口奈緒美・テンプル・グランディン(2000) シンポジウム:日米高機能自閉症者の対話(2000). 日本発達障害学会第34回大会シンポジウム記録. 発達障害研究, 第21巻, 284-290.

仁平説子(2005)自閉症とアスペルガー症候群の対応のためのアクロニム 第40回日本発達障害学会発表論文集

仁平説子・仁平義明(2006)『アクロニムで覚える自閉症とアスペルガー障害の対応のちがい』,ブレーン出版

仁平説子(2007)自閉症スペクトラム障害児に対応する保育者の感情 日本自閉症スペクトラム学会第6回研究大会論文集

仁平説子(2008)保育者はどのような時子どもの対応に迷うのか―自閉性障害とアスペルガー障害の対応の迷いの違い― 日本自閉症スペクトラム学会第7回研究大会論文集

仁平説子(2012)ワンフレーズスキルブック みんなのルール, 工房GROWTH

仁平説子(2012)自閉症スペクトラム障害児の普通高校生活を支える要因―本人と保護者へのアンケート調査から― 日本自閉症スペクトラム学会第11回研究大会論文集

Nihei,S.& Nihei,Y.(2008)Contrasting Rorshach test results in Asperger's syndrome and High-functioning autism. *Touhoku Psychologica Folia*. 67, 6-9

Nihei,S&Nihei,Y.(2014)Autistic Children have Difficulty Perceiving a Face as the Global Feature of a Compound Stimulus. *Tohoku Psychologica ,Folia* 73, 20-26

Ozonoff, S, Cook, I, Coon, H, Dawson, G., Joseph, R. M., Klin, A., McMahon, W. M., Minshew, N., Munson, J. A., Pennington, B. F., Rogers, S. J., Spence, M. A.;,Tager-Flusberg, H., Volkmar, F. R., Wrathall, D.(2004) Performance on Cambridge Neuropsychological Test Automated Battery Subtests Sensitive to Frontal Lobe Function in People with Autistic Disorder: Evidence from the Collaborative Programs of Excellence in Autism Network. *Journal of Autism and Developmental Disorders*. 34, 139-150

Rinehart, N.J., Bradshaw, J.L., Brereton, A.V., & Tonge, B.J.(2001)Movement preparation in high-functioning autism and Asperger disorder: A serial choice reaction time task involving motor reprogramming. *Journal of Autism and Developmental Disorders*, 31, 79-88

Schopler, E., Mesibov, G. B. & Hearsey, K. (1995) Structured teaching in the TEACCH system. In E. Schopler & G. B. Mesibov (Eds.). *Learning and Cognition in Autism.* Plenum Press, 243-268.(『TEACCHシステムにおける構造化された指導』田村純子、村松陽子、門眞一郎訳：高木隆郎、M. ラター、E. ショプラー編、自閉症と発達障害研究の進歩 1997 ／ Vol.1、269-284, 1996, 日本文化科学社)

Schopler, E., Olley, J. G., Lansing, M. D. 著 (1985) 『自閉症の治療教育プログラム』(1983 TEACCH Tokyo Seminar 講義録) 佐々木正美監訳(佐々木正美・大井英子・青山均訳)、ぶどう社.

杉山登志郎 (2000)『発達障害の豊かな世界』 日本評論社

杉山登志郎 (1994) 自閉症に見られる特異な記憶想起現象―自閉症の time slip 現象. 精神神経学雑誌、96 巻、281-297.

冨田真紀 (1996)《解説》今日のアスペルガー症候群, ウタ・フリス編著 冨田真紀訳『自閉症とアスペルガー症候群』, 東京書籍, 425-431.

Tsai, Luke Y. (2013) Asperger's Disorder will be Back. *J.Autism and Developmental Disorders* 43: 2914-2942

Van Krevelen, D.Arn. (1971) Early Infantile Autism and Autistic Psychopathy. *Journal of Autism and Childhood Schizophrenia*, 1,1,82-86.

Wing, L. (1996) *The Autistic Spectrum: A guide for parents and professionals.* Constable and Company. (ローナ・ウイング『自閉症スペクトル―親と専門家のためのガイドブック』久保紘章・佐々木正美・清水康夫監訳, 1998, 東京書籍)

Wing, L. (1981) Asperger's syndrome: A clinical account. *Psychological Medicine*, 11, 115-129.

Wing, L. (1991) The relationship between Asperger's syndrome and Kanner's autism. (Edited by Uta Frith *"Autism and Asperger syndrome"* 93-121 ウタ・フリス編著

文献

冨田真紀訳『自閉症とアスペルガー症候群』179-222, 東京書籍, 1996)

World Health Organization (1992) *The ICD-10 classification of mental and behavioural disorders : clinical descriptions and diagnostic guidelines.* (WHO編『ICD-10 精神および行動の障害:臨床記述と診断ガイドライン』融道男他監訳, 医学書院, 1993)

著者紹介

仁平 説子（Setsuko Nihei）

　東北大学文学部卒業。東北大学大学院文学研究科修士課程にて心理学を専攻。同課程を修了後、東北大学医学部附属病院鳴子分院勤務。

　その後、宮城県中央児童相談所心理判定員（嘱託）、仙台市児童相談所心理判定員（嘱託）仙台市適応指導センターインテーカー（嘱託）を経て、東北大学病院小児科にて心理臨床業務（非常勤）に携わる。その間、塩竈市・多賀城市・大郷町・加美町の発達相談および塩竈市・多賀城市の保育所巡回指導に従事。

　自閉症スペクトラム支援士エキスパート（日本自閉症スペクトラム学会認定）、臨床発達心理士（日本臨床発達心理士会認定）。日本自閉症スペクトラム学会、日本発達心理学会、日本発達障害学会会員ほか。

主著　『アクロニムで覚える自閉症とアスペルガー障害の対応のちがい』（共著・ブレーン出版、2006）

　　　『ワンフレーズスキルブック　みんなのルール』（工房GROWTH、2012）

訳書　S.ダック著『フレンズ―スキル　社会の人間関係学』（共訳・福村出版、1995）

　　　スチュアート T.ハウザーら著『ナラティヴから読み解くリジリエンス　危機的状況から回復した「67分の9」の少年少女の物語』（共訳・北大路書房、2011）

自閉症とアスペルガー症候群
対応ハンドブック

Correspondent Attitudes to Children with Autism and
Asperger's syndome based on each Essential Characteristic
©Setsuko Nihei, 2018

2018 年 5 月 10 日　初版第 1 刷発行
2020 年 3 月 27 日　　　第 2 刷発行

著　者	仁平 説子
発行者	関内 隆
発行所	東北大学出版会
	〒 980-8577　仙台市青葉区片平 2-1-1
	TEL：022-214-2777　FAX：022-214-2778
	https://www.tups.jp　E-mail：info@tups.jp
印　刷	社会福祉法人　共生福祉会
	萩の郷福祉工場
	〒 982-0804　仙台市太白区鈎取御堂平 38
	TEL：022-244-0117　FAX：022-244-7104

ISBN978-4-86163-302-7　C3047
定価はカバーに表示してあります。
乱丁、落丁はおとりかえします。

JCOPY　＜出版者著作権管理機構 委託出版物＞

本書の無断複製は著作権法上での例外を除き禁じられています。複製される場合は、そのつど事前に、出版者著作権管理機構（電話 03-3513-6969, FAX 03-3513-6979, e-mail: info@jcopy.or.jp）の許諾を得てください。